essentials

essentials liefern aktuelles Wissen in konzentrierter Form. Die Essenz dessen, worauf es als „State-of-the-Art" in der gegenwärtigen Fachdiskussion oder in der Praxis ankommt. *essentials* informieren schnell, unkompliziert und verständlich

- als Einführung in ein aktuelles Thema aus Ihrem Fachgebiet
- als Einstieg in ein für Sie noch unbekanntes Themenfeld
- als Einblick, um zum Thema mitreden zu können

Die Bücher in elektronischer und gedruckter Form bringen das Expertenwissen von Springer-Fachautoren kompakt zur Darstellung. Sie sind besonders für die Nutzung als eBook auf Tablet-PCs, eBook-Readern und Smartphones geeignet. *essentials:* Wissensbausteine aus den Wirtschafts-, Sozial- und Geisteswissenschaften, aus Technik und Naturwissenschaften sowie aus Medizin, Psychologie und Gesundheitsberufen. Von renommierten Autoren aller Springer-Verlagsmarken.

Weitere Bände in der Reihe http://www.springer.com/series/13088

Cordula Winterholler

Palliative Logopädie – Band 3

Angehörigenarbeit

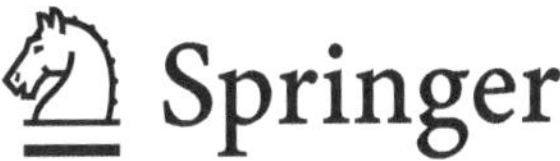

Cordula Winterholler
Praxis für HNO, Phoniatrie und Pädaudiologie,
Netzwerk Schluckstörung
Nürnberg, Bayern, Deutschland

ISSN 2197-6708 ISSN 2197-6716 (electronic)
essentials
ISBN 978-3-658-32365-3 ISBN 978-3-658-32366-0 (eBook)
https://doi.org/10.1007/978-3-658-32366-0

Die Deutsche Nationalbibliothek verzeichnet diese Publikation in der Deutschen Nationalbibliografie; detaillierte bibliografische Daten sind im Internet über http://dnb.d-nb.de abrufbar.

Planung/Lektorat: Ulrike Hartmann
Springer ist ein Imprint der eingetragenen Gesellschaft Springer Fachmedien Wiesbaden GmbH und ist ein Teil von Springer Nature.
Die Anschrift der Gesellschaft ist: Abraham-Lincoln-Str. 46, 65189 Wiesbaden, Germany

Was Sie in diesem *essential* finden können

- Sie lernen den präventiven Anteil der palliativ-logopädischen Therapie im Rahmen der Angehörigenarbeit kennen
- Belastung und Entlastung – Die Sicht auf beide Seiten bildet die Grundlage für eine entlastende Angehörigenarbeit
- Werkzeuge für den Einsatz im Praxisalltag: Umfeldanalyse, Belastungs-/Entlastungswaage, SUD
- Formate der palliativ-logopädischen Angehörigenarbeit
- Die Herausforderung für Angehörige im palliativen Setting: Belastung, Angst und Sorge

Vorwort

Als es darum ging, meine gesammelten Erfahrungen, mein Konzept der palliativen Logopädie nicht nur in Vortrags- oder Skriptform zu Papier zu bringen, habe ich noch nicht geahnt, wie umfassend die Darstellung sein wird. Aus einem Band wurden zwei, aus zwei Bänden wurden drei. Wichtig bei dieser Konzeption war mir, dass die wesentlichen Themen für die Versorgung von palliativen Patienten und Patientinnen aufgerissen werden, um sie für die fachliche Diskussion sichtbar zu machen. Forschungsfragen können sich anschließen, Aspekte können vertieft, ergänzt oder aber auch als nicht relevant erachtet werden. Die Kernfragen lauten: Welchen Beitrag leistet die Logopädie im Rahmen der Palliative Care? Welche Kompetenzen müssen wir innerhalb der Logopädie anders gewichten, neu bewerten und auch entwickeln? In welchen fachlichen Diskurs müssen wir gehen, um unsere palliativ-logopädischen Anteile herauszuarbeiten und transparent für den Versorgungsalltag zur Verfügung zu stellen? Anhand des vorgelegten Konzeptes lässt sich zum Beispiel ein Curriculum entwickeln, das zukünftig die Arbeit der Kolleginnen und Kollegen im palliativen Setting erleichtern kann. Damit ist auch eine fachliche Weiterentwicklung möglich, denn die Palliative Logopädie wird als Säule neben der präventiv, kurativ und rehabilitativ ausgerichteten Logopädie innerfachlich wie auch für alle im Gesundheitswesen Tätigen und für Verantwortliche, Betroffene, Angehörige, Bürger und Bürgerinnen sichtbar. Diese Sichtbarkeit verhilft zu einer angemessenen Patientenversorgung, die nicht auf eine Zufälligkeit des Heranziehens der logopädischen Expertise beruht, sondern die therapeutische Notwendigkeit in den Vordergrund stellt. Daraus können im Austausch mit den anderen Fachdisziplinen in der Palliativ Care ressourcenorientierte Konzepte für die Bereiche „Essen und Trinken", „Kommunikation" und „Atemtherapie" erwachsen, die sowohl für die Betroffenen wie auch für die Versorgenden unterstützend und entlastend wirken können. Dieser Band rückt die Versorgenden in den Vordergrund verbunden mit der Thematisierung möglicher Belastungsfaktoren und der aufzufindenden resilienten Komponenten, um eine Angehörigenarbeit so zu gestalten, dass die Angebote zu den Bedarfen innerhalb eines Systems passen. Krise und Resilienz sind das Bindeglied zwischen den Versorgenden und den Betroffenen, denn jeder, jede im System macht seine/ihre individuelle Krisenerfahrung auf der Basis der Erfahrungen aus dem jeweiligen Leben. Die Dynamiken können Angehörige und Betroffene zusammenbringen und einen, aber auch auseinanderdriften lassen, besonders dann, wenn Kommunikation aufgrund der Erkrankung erschwert wird. In den folgenden Kapiteln werden Modelle und Konzepte vorgestellt, die aus meiner Sicht wertvoll sind, um eine ressourcenorientierte Zusammenarbeit mit dem häuslichen Umfeld zu gestalten.

Unterstützung und Entlastung habe ich während meiner Schreibphase erfahren dürfen und dafür bin ich von Herzen dankbar. Jeder Fachdiskurs im Rahmen meiner Seminare, jeder Hinweis von meinen Patienten und Patientinnen, ihrer Angehörigen haben dazu beigetragen, dass das Konzept wachsen und gedeihen konnte. Meine Familie umsorgte mich weiterhin geduldig, meine Arbeitgeberinnen blieben nachsichtig und meine Kolleginnen wirkten nährend in vielerlei Hinsicht.

Weiden   Cordula Winterholler
28.08.20

Inhaltsverzeichnis

Einleitung – die Angehörigenarbeit im Rahmen der palliativ-logopädischen Therapie

Fallbeispiel: Herr P., ein Patient mit einer beginnenden Demenz erhält von seiner Logopädin Übungen für zu Hause. Nach einigen Wochen ruft die Ehefrau des Patienten an. „Ich kann nicht mehr. Mein Mann macht seine Aufgaben nicht. Jeden Tag haben wir hier Krieg, er lässt sich nicht dazu bewegen. Ich bin doch nicht seine Mutter, dass ich ihm da immer nachlaufe und darum bettle, dass er endlich übt. Wenn sich alles verschlechtert, bin ich nicht schuld. Unternehmen Sie etwas, dass er regelmäßig seine Übungen macht.“

Diese Situation erleben Logopädinnen und Sprachtherapeutinnen im Rahmen der logopädischen Therapie in vielen unterschiedlichen Situationen und nicht nur im palliativen Setting. Was macht aber das Besondere in diesem (neuro-) palliativen Bereich aus und welche Konsequenzen ergeben sich aus diesen Besonderheiten?

Zu Beginn einer logopädischen Therapie steht eine medizinische Diagnose – hier in unserem Kontext hat diese Diagnose bedeutende und weitreichende Konsequenzen für das weitere Leben. Der Tod rückt näher, Funktionsverluste kündigen sich an oder werden in Aussicht gestellt, Worte wie Trachealkanüle, PEG, Lähmungen werden genannt, die man zuvor nur vom Hörensagen kannte. Die oben dargestellte Ehefrau erlebt einen Rollenwechsel von der der Ehefrau zur Mutter, erlebt ihren Ehemann als ablehnend, nicht greifbar und unzugänglich. Die Sorge einer möglichen Selbstverschuldung an der Progredienz der Erkrankung durch das "Nichtüben Wollen" vergiftet das Zusammenleben. Das Leben erfährt einen Einschnitt, der irreversibel ist und der am Beginn eines Prozesses steht, der von Unwissenheit und Unsicherheit geprägt ist.

© Der/die Autor(en), exklusiv lizenziert durch Springer Fachmedien Wiesbaden GmbH, ein Teil von Springer Nature 2020
C. Winterholler, *Palliative Logopädie – Band 3*, essentials,
https://doi.org/10.1007/978-3-658-32366-0_1

Mithilfe von Studien, der eigenen Erfahrung mit Patienten weiß man, wie Krankheitsverläufe, zum Beispiel der Verlauf einer ALS (amyotrophe Lateralsklerose) aussehen können, aber man weiß damit nicht, mit welcher Geschwindigkeit, mit welchen Ausprägungen diese individuell bei diesen Patienten verlaufen wird. Auf die ängstlichen Fragen des Betroffenen, der Angehörigen nach einem „Wann?" gibt es keine zuverlässig gültige Auskunft. Ebenso wenig kann man die Aussicht auf eine Heilung, auf eine Wiederherstellung von verlorengegangenen Funktionen versprechen.

Auf der Grundlage dieser unsicheren und vage wirkenden Aussagen ergibt sich die berechtigte Frage nach dem „Wozu" der vielfältigen Interventionen, wie Therapien, Einnahme von Medikamenten, etc. Betroffene und Angehörige erleben eine existenzielle Krise. Die großen Fragen des Lebens werden gestellt. Im Rahmen der Palliative Care erhalten die Angehörigen genau aus diesem Gesichtspunkt eine spezielle Aufmerksamkeit. Eine Diagnose mit weitreichenden Folgen erfasst das ganze System und jeder Beteiligte in diesem System erlebt seine eigene, individuelle Krise mit den entsprechenden Reaktionen, Verarbeitungsmechanismen, Stärken und Risiken. Die WHO definiert diesen wesentlichen Aspekt der Rolle der Angehörigen in der Palliative Care so:

Palliative Care entspricht einer Haltung und Behandlung, welche die Lebensqualität von Patienten und ihren Angehörigen verbessern soll, wenn eine lebensbedrohliche Krankheit vorliegt. Sie unterstützt Angehörige, die Krankheit des Patienten und die eigene Trauer zu verarbeiten. Sie ist Teamarbeit, um den Bedürfnissen von Patienten und Angehörigen möglichst gut gerecht zu werden (WHO 2002).

In kaum einem anderen medizinischen Fachbereich erhalten Angehörige einen so hohen Stellenwert im Therapiegeschehen und werden Angehörige explizit gemeinsam mit den Betroffenen im Rahmen dezidierter Versorgungsaufträge genannt. In der logopädischen Therapie wird eng mit den Angehörigen zusammengearbeitet, sei es in der Kindertherapie mit den jeweiligen Bezugspersonen wie auch in allen anderen Bereichen, in denen die Angehörigen den Alltag für den Betroffenen sicherstellen. Für die palliative Logopädie gilt es zu prüfen, ob die Angehörigenarbeit unter dem Fokus der WHO Forderung neu auszurichten ist. Denn in den dortigen Formulierungen würde es bedeuten, dass wir verpflichtet sind, uns um das Wohlbefinden des Betroffenen und des Angehörigen **gleichermaßen** zu kümmern (Randell et al. 2014). Das birgt Interessenskonflikte in sich, die wir im Berufsalltag auch häufig erleben. Diese Konflikte müssen aufgedeckt und durch eine transparente Vorgehensweise erfahrbar gemacht werden. Wenn die Rollen und Aufträge in dem Therapiegeflecht geklärt sind, dann können Ressourcen auf allen Seiten genutzt werden.

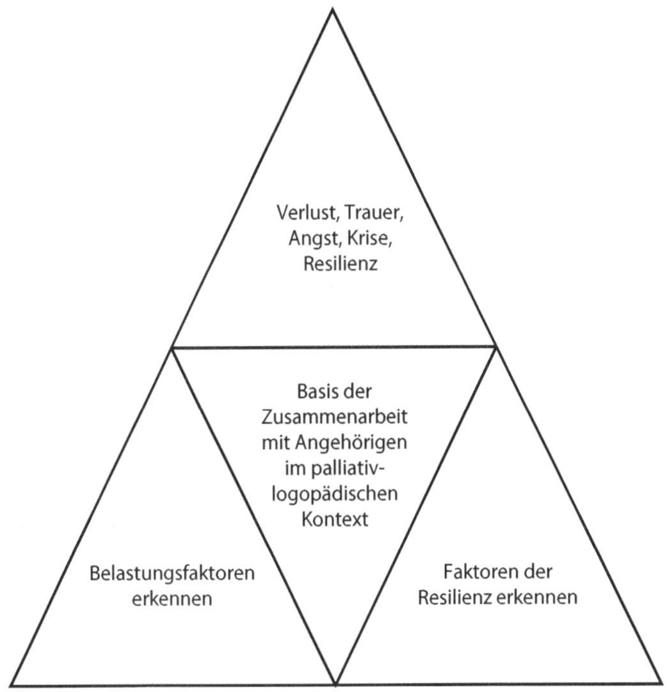

Abb. 1.1 Basis der Angehörigenarbeit

Ein Grundwissen über Krisenmodelle und resiliente Faktoren und deren Herausforderungen schafft eine Basis für das Erarbeiten von Interventionen, die der jeweiligen Phase, der jeweiligen Situation angepasst sind. Emotionen wie Wut, Angst, Trauer lassen sich einordnen und verstehbar machen. Im Folgenden werden die Angehörigen und ihr Erleben in den Fokus gerückt, wobei die Themen Krise und Resilienz als Bindeglied zwischen dem Erleben der Betroffenen, der Angehörigen und dem der Therapeutinnen stehen. Der Präventivcharakter wird hier besonders sichtbar, denn die Zusammenarbeit mit den Angehörigen soll nicht zu einer weiteren Belastung des Systems beitragen (Abb. 1.1). Sie hat das Ziel entlastend und unterstützend zu wirken. Dabei geht es nicht um ein „Mehr" von Angeboten, sondern um eine entlastende Gestaltung im Rahmen der jeweiligen Kräfte im Alltag.

1.1 Die Stellung der Angehörigen im Rahmen der Heilmittelverordnung

Laut Versorgungsauftrag, der uns im Rahmen einer ärztlichen Verordnung vorliegt, ergeben sich therapeutische Pflichten dem Versicherten gegenüber. Damit sind Therapeutinnen und Therapeuten auch zur Verschwiegenheit verpflichtet und können Fragen der Angehörigen nur dann beantworten, wenn dies vom Betroffenen erlaubt wird oder zum Beispiel eine Betreuungsvollmacht im Falle eines Betreuungsfalles vorliegt. Der Betroffene bestimmt, welche Informationen weitergegeben werden dürfen, er bestimmt auch, inwieweit sein Umfeld in die Therapie miteinbezogen werden darf. Damit werden die Interessen des Patienten geschützt. Somit können die Interessen der Patienten und die der Angehörigen in der Therapie im ambulanten Sektor nicht die gleiche Priorität besitzen, wie es von der WHO intendiert wird. Das bedeutet aber im Umkehrschluss nicht, dass Angehörige nicht in den Therapieprozess miteinbezogen werden. Im Gegenteil, eine gelingende Angehörigenarbeit trägt zur Entlastung des Systems betragen, wenn auf die jeweiligen Interessen, Bedürfnisse, Ressourcen eingegangen wird.

Angehörigenarbeit bedeutet, aus der Perspektive des Betroffenen zu agieren und eine verstehende Haltung gegenüber den Bedürfnissen der Angehörigen einzunehmen. H. Grün (2015) beschreibt zum Beispiel den Charakter der Angehörigenarbeit für Angehörige von an Demenz erkrankten Menschen so: *Der Beratungs- und Unterstützungsbedarf ist hoch und bezieht sich auf die Erkrankung und Auswirkungen, Kommunikations- und Beziehungsgestaltung, Leistungen der Versicherungen, Betreuungsmöglichkeiten, psychosozialen Hilfsangeboten, Selbsthilfegruppen und mehr. Um diesen Bedürfnissen gerecht zu werden ist ein kooperatives Zusammenwirken von Ärzten, Therapeuten, Pflegenden, Selbsthilfegruppen und Patientenberatungsstellen angezeigt. Der Therapeut vermittelt lokale Anlaufstellen und Hilfsangebote, die über den Rahmen der sprachtherapeutischen Behandlung hinausgehen.* Die derzeitige Heilmittelverordnung sieht eine explizite Position „Angehörigenarbeit" und eine damit entsprechende Vergütung nicht vor.

Betroffene mit einer lebensbedrohenden und lebenslimitierenden Erkrankung und deren Angehörige erleben nach der Diagnosestellung eine Ausnahmesituation. Das Leben erfährt eine unfreiwillige Zäsur. Sie verlieren die Kontrolle über den bisher gut bewältigbaren Alltag. Der Betroffene erlebt die Erkrankung unmittelbar, mit dem einhergehenden Schmerz, bereits beginnenden Funktionsverlusten. Die Endlichkeit wird fassbarer, trotz der weiter bestehenden Ungewissheit. Die Angehörigen erleben nicht den Schmerz, nicht die Beeinträchtigungen am eigenen Körper, aber sie sind ebenso in einer Ausnahmesituation gefangen.

Ihre Ängste und ihre Belastungen müssen ebenfalls einen Raum finden, damit sie eben nicht zu einem „zweiten Patienten" werden. Häufig wird man in der palliativ-logopädischen Therapie mit Aussagen von Angehörigen wie „Ich muss doch stark sein. Ich kann mir keine Schwäche erlauben" konfrontiert. Angehörigenarbeit in der Palliativ Care besitzt in einem hohen Maß Präventionscharakter. Um die Bedarfe und Bedürfnisse hier zu erkennen, passende Entlastungsangebote zu kreieren, ist es notwendig die Antagonisten Krise und Resilienz als Basismodelle genauer zu beleuchten. Denn in stressbehafteten Situationen gelingt es Menschen oftmals nicht, auf ihr Anpassungssystem zurückzugreifen. Es bedarf häufig einer externen Unterstützung, um dieses System wieder zu aktivieren. Eine präventive Auseinandersetzung mit den eigenen Resilienzfaktoren erleichtert den Rückgriff in Krisensituationen. Kluge drückt dies so aus: „Die Resilienzforschung ist jedoch…vor allem hinsichtlich der Gestaltung von Interventions- und Präventionsmaßnahmen als sehr wertvoll zu erachten, da es sich bei Resilienz nicht um ein außergewöhnliches Phänomen, sondern um ein gewöhnliches, grundlegendes, menschliches Anpassungssystem handelt." (Kluge 2004, S. 12). Forschungsergebnisse bestätigen, dass jeder Mensch ein gewisses Maß an Resilienz besitzt. Eine Erweiterung dieser Widerstandsfähigkeit ist ergänzend in jedem Alter möglich, bzw. erlernbar.

2.1   Die Krise

Die Krise stellt eine Ausnahmesituation dar, in der sich bisher etablierte Handlungsstrategien als unzulänglich für diese Situation erweisen. Sie ist **kein** pathologischer Zustand, sondern eine normale Reaktion auf ein unnormales Geschehen. Dieser Aspekt ist gerade auch für die Beratung sehr erhellend, um zu verdeutlichen, dass die jeweiligen individuellen Reaktionen der Situation angepasst sind. Die Situation ist der Ausnahmezustand, nicht die Reaktionen darauf sind es und dieses Wissen bietet für Betroffene eine große Entlastung. „Gelingt der Person in der Folge eines kritischen, nicht selbstverständlichen Lebensereignisses die Reorganisation des Passungsgefüges, vermag sie die intensiven negativen Emotionen auf ein erträgliches Maß herrunterregulieren und verliert sie sich nicht in ihrer Orientierungsunsicherheit, dann mag dies zur Erweiterung ihres Handlungsspielraums einen einsichtsvollen, wachstumsgerichteten Beitrag leisten" (Filipp S.H. und P. Aymanns 2010, S. 15). Somit ist ein positiver wie auch negativer Ausgang der Krisenerfahrung möglich.

Das Krisenmodell von Caplan (Abb. 2.1) veranschaulicht die einzelnen Phasen des Krisenerlebens und ermöglicht damit, die Prozesse zu kennen und daraus abzuleiten, welche Angebote unterstützen oder aber auch, welche Angebote das System eher noch mehr belasten. Mit Angeboten sind hier immer solche gemeint, die im Kontext der palliativ-logopädischen Versorgung möglich sind. Im Eingangsbeispiel (1. Einleitung) hat das häusliche Üben zu einer Überforderung der Ehefrau geführt, die diese (noch) nicht adäquat verbalisieren konnte, bzw. noch nicht die dahinterstehenden Bedürfnisse formulieren konnte. Ein Verständnis für diese Reaktion kann nun genau das leisten, nämlich gemeinsam herauszufinden, was die Belastungsthemen sind, um entsprechende Unterstützungsangebote herauszuarbeiten.

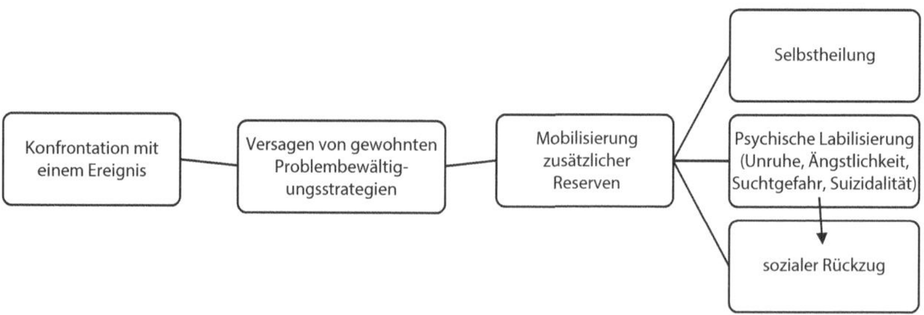

Abb. 2.1 Krisenmodell nach Caplan (gekürzt)

Aus der psychischen Labilisierung kann sich das Vollbild einer Krise entwickeln, mit innerer Lähmung oder Starten von eher „kopflos" wirkenden Aktionen. Eine aktive Bearbeitung des Krisenanlasses und seiner Konsequenzen können dazu verhelfen, dass das Krisenerleben abklingen kann. Das geschieht in psychotherapeutischen Kontexten. Es existieren viele verschiedene Krisenmodelle, die aber letztendlich alle auf Caplans Modell verweisen. Caplan macht mit seinem Modell deutlich, dass es auch die Möglichkeit der „Selbstheilung" gibt, also, dass auch positive Veränderungs- und Lösungsstrategien gefunden werden können. Dieser Hinweis führt zu der Fragestellung, welche Faktoren zu dieser „Selbstheilung" beitragen können und damit zum Thema der „Resilienz".

2.2 Resilienz

Resilienz wird als psychische Widerstandsfähigkeit verstanden und ist eng mit dem Gesundheitsbegriff verbunden. Ursprünglich stammt der Begriff aus der Physik, speziell aus der Beschreibung von Materialqualitäten. Eine resiliente Beschaffenheit beschreibt, wie elastisch ein Material sein kann, um nach einem Belastungsmoment nicht zu zerbrechen, sondern in seinen Ursprungszustand zurückzukehren. In der Resilienzforschung geht es genau darum, die Faktoren herauszufinden, die dazu führen, dass eine positive Entwicklung trotz belastender Lebensumstände möglich ist.

Dieser Forschungszweig ist eng verknüpft mit der Salutogenese-Forschung Antonovskys (Bengel et al. 1999). „Die umfassende Nutzung des Resilienzkonzeptes ist ein Zeichen für seine hohe Anschlussfähigkeit in unterschiedlichen Präventionsbereichen" (Hafen 2014, S. 2). Diese Einschätzung verweist deutlich auf den Präventionscharakter von Konzepten, die sich resilienter Faktoren widmen. Kluge beschreibt das in ihrer Definition von Resilienz so: „Für das Verständnis von den eigenen resilienten Faktoren ist es wichtig, die zugrunde liegenden Mechanismen im Laufe der Entwicklung zu verstehen. Denn nicht alleine die protektiven oder Risikofaktoren an sich sind ausschlaggebend dafür, ob ein Individuum positive oder negative Resultate in bestimmten Bereichen erbringt, sondern insbesondere deren Zusammenspiel." (Kluge 2004, S. 16). Damit wird deutlich, dass Risikoerfahrungen, wie das Erleben von Krisen, als Kernelement zur Entwicklung von Resilienz notwendig ist. Sonnenmoser (2006) geht von einer Resilienzkonstellation aus, die sich aus drei Elementen zusammensetzt:
- Herausforderung oder Stresssituation
- Innere Ressourcen (Persönlichkeitsmerkmale, biografische Merkmale)
- Externe Ressourcen (soziale Netzwerk, Unterstützungssysteme)

Die **Amerikanische Psychologenvereinigung (APA)** hat eine eigene Einteilung von Resilienzfaktoren vorgenommen. Dort werden die folgenden 10 Faktoren genannt:

> **Resilienzfaktoren lt. APA**
> 1. Netzwerke bilden und gegenseitige Unterstützung fördern
> 2. Krisen nicht als unüberwindbare Probleme einstufen
> 3. Veränderung als Teil des Lebens akzeptieren
> 4. Zielstrebig eigene (realistische) Ziele verfolgen
> 5. Proaktiv sein und klare Entscheidungen treffen
> 6. Möglichkeiten zur Selbstreflexion nutzen
> 7. Die positive Selbstwahrnehmung fördern
> 8. Probleme richtig einordnen
> 9. Optimistisch bleiben
> 10. Auf sich Acht geben

Diese Auflistung zeigt, welche Faktoren es sein können, die den Aufbau von Bewältigungskompetenz und in nächster Konsequenz von Resilienz ermöglichen.

Hafen (2014) merkt dazu an, dass eine ausschließliche Fokussierung auf Schutzfaktoren ohne die Berücksichtigung auf die jeweiligen Belastungsfaktoren wenig Sinn macht. Die ausschließliche Frage nach „was macht krank?" ist ebenso wenig hilfreich. „Auch aus der Perspektive der Konzeption von Präventionsmaßnahmen ist es wenig sinnvoll, sich ausschließlich auf die Stärkung von Schutzmaßnahmen zu beschränken... es ist präventionstheoretisch (und bisweilen auch ethisch) fragwürdig, wenn neben der Stärkung der Schutzfaktoren nicht auch versucht wird, bestehende Belastungen abzubauen" (Hafen M. 2014, S. 7). Diese Zusammenführung von Belastung und Entlastung als zwei sich bedingende Systeme ist gerade für die „Diagnostik" innerhalb der Angehörigenarbeit eine grundlegende Erkenntnis. Die differenzierte Betrachtung ermöglicht eine Passung von Angeboten, die auf unterschiedliche Wirkmechanismen abzielen. Die Assessments in Kap. 4 basieren auf dieser theoretischen Grundlage und sollen im Praxisalltag dazu verhelfen, entsprechende Unterstützungen für Angehörige zu finden. Auch bieten sie Unterstützung darin, dass sich Angehörige selbst klar werden können, was sie brauchen und was sie eben nicht brauchen. Das wiederum setzt die Spirale der Selbstwirksamkeit in Gang.

Die Angehörigen verstehen: unterschiedliche Belastungsbereiche 3

Angehörige gelten in der Palliativ Care als „primary caregivers". Sie sind die wichtigsten Bezugspersonen und ermöglichen dem Betroffenen, seinen Alltag in vertrauter Umgebung zu leben, solange das möglich ist. Sie vermitteln individuelle Lebensgeschichte, gemeinsame Vergangenheit, Normalität, Stabilität und stellen die Versorgung in vielen Bereichen sicher. Pflegende Angehörige erleben sich im palliativen Kontext in vielen neuen Rollen. Sie sind Begleiter in Bezug auf die emotionale Unterstützung, Berater in Bezug auf Entscheidungen, Pflegende/r in Bezug auf körperliche Gegebenheiten, Koordinatoren in Bezug auf die vielfältigen Termine. Sie stellen das Bindeglied zur Außenwelt dar.

Von Angehörigen wird oft stillschweigend erwartet, dass sie flexibel agieren und die Bereitschaft haben, eingefahrene Regeln und Beziehungsmuster zu verändern. Diese Rollenveränderungen geschehen ungefragt, oft unausgesprochen und werden häufig, gerade auch zu Beginn der Erkrankung, nicht bewusst wahrgenommen. „Es passiert einfach", dass Angehörige zu Mitbetroffene mit eigenen Belastungen und Unterstützer werden, z. B. finden sie sich als Ehepartner/Ehepartnerin in der Rolle einer „Mutter, eines Vaters" wieder. Untersuchungen konnten zeigen, dass Partner von onkologischen Patienten ähnlich belastet sind wie die Patienten selbst. Sie werden auch als „Patienten zweiter Ordnung" bezeichnet (Kristjansson 2004). Es lassen sich drei Belastungsbereiche für Angehörige beschreiben (Röttger 2003, S. 45):

C. Winterholler, *Palliative Logopädie – Band 3*, essentials,
https://doi.org/10.1007/978-3-658-32366-0_3

> **Belastungsbereiche für Angehörige**
> - Psychische Belastungen wie Angst, Unsicherheit, Gefühle der Hilflosigkeit, Trauer und Wut, Resignation und Niedergeschlagenheit.
> - Belastungen durch organisatorischen Mehraufwand
> - Rollenveränderungen im partnerschaftlichen und familiären Zusammenleben

Zusätzlich können auch eigene gesundheitliche Probleme, die schon bestehen, verstärkt werden oder aufgrund der Ausnahmesituation auftauchen, die die Belastungssituation deutlich verschärfen. Jüngere Untersuchungen zeigen, dass das Risiko pflegender Angehöriger, subjektive Belastungen zu erleben, größer ist, wenn sie jünger als der Pflegebedürftige oder selbst in ihrer Gesundheit eingeschränkt sind (GKV Spitzenverband 2011, S. 27).

Die Unterstützungsangebote zielen je nach Belastungsarten und -bereiche auf ganz unterschiedliche Möglichkeiten ab. Diese Angebote haben Präventivcharakter und sollen sicherstellen, dass sich weder die Betroffenen noch die Angehörigen in einer Situation der Überbelastung wiederfinden, welche zu folgenreichen Konsequenzen für den Betroffenen führen kann, wie z. B. ein nicht geplanter, überstürzter Umzug in eine Kurzzeitpflege, weil die pflegende Ehefrau wegen einer akuten Belastungssituation in die Klinik eingewiesen werden muss, etc. Individuelle Bedürfnisse von Angehörigen können nicht im Rahmen der palliativ-logopädischen Therapie bearbeitet werden, können aber aufgedeckt werden. Für eine Beratung ist folgende Strukturierung hilfreich, denn sie führt zu den jeweils passenden Möglichkeiten und zeigt auch auf, wie dringend notwendig ein Netzwerk ist, um entsprechende Angebote auch ausweisen zu können (Abb. 3.1).

Für die palliativ-logopädische Therapie und ihre Gestaltungsausrichtung der Angehörigenarbeit ist es wichtig, Belastungsfaktoren zu kennen, einzuordnen und dafür Sorge zu tragen, dass nicht noch ein Bereich hinzukommt, nämlich ein möglicher Belastungsbereich, der durch therapeutische Interventionen (Abb. 3.2) unbeabsichtigt ausgelöst wird. Im obengenannten Beispiel erlebt die Ehefrau einen Rollenwechsel durch das Nachverfolgen der häuslichen Übungen ihres Mannes und die Angst vor dem Nichtüben des Mannes und vor der Verschlechterung der Erkrankung. Im Rahmen der multiprofessionellen Versorgung ist dieser Aspekt ein nicht zu unterschätzender und muss für die Planung von Interventionen mitgedacht werden.

Belastungsbereich	Interventionsangebote
Psychische Belastungen	Adressen von Psychotherapeuten, Krisencoaching Angebote, Selbsthilfegruppen, Resilienzfaktoren ermitteln: niederschwellige Angebote – Selbstfürsorge (Zeit für Sport, Treffen mit Freunden, etc.)
Organisatorischer Aufwand	Pflegestufenkenntnis/Beantragung, Entlastungskräfte/Finanzierung/Beratungsstellen, örtliche Unterstützungsangebote z.B. in Quartierbüros, Umfeldaktivierung
Rollenveränderung, Kommunikation	Therapeutische Angebote (s.o.) Paartherapeutische Angebote Mediation

Abb. 3.1 Belastungsbereiche und Interventionen

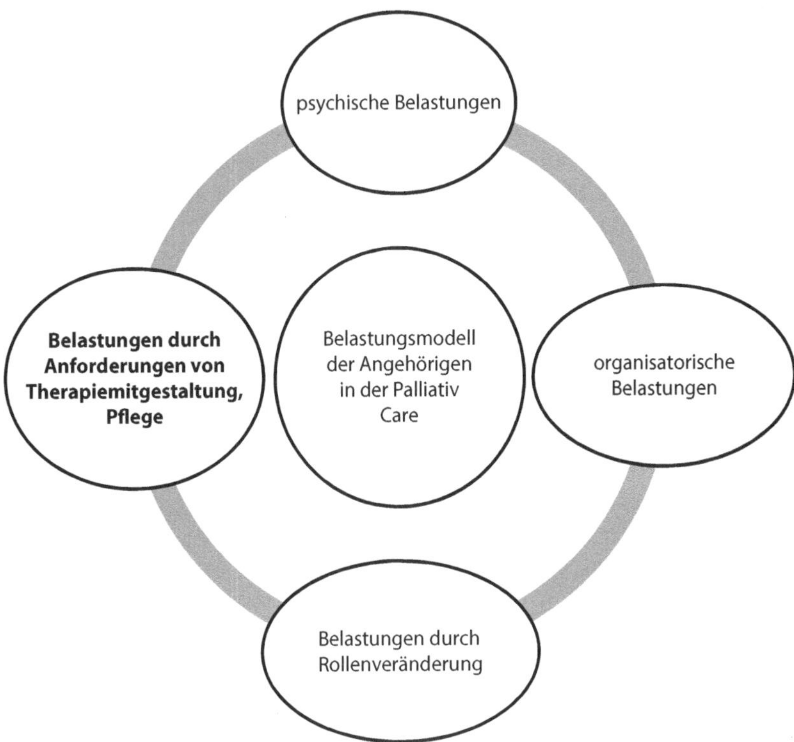

Abb. 3.2 Belastungsmodell im palliativen Kontext

Therapeutische, aber auch pflegerische Angebote können zum einen die anderen Belastungsbereiche befeuern und verstärken und zum anderen auch einen eigenen Belastungsbereich bilden. Das passiert zum Beispiel durch viele, nicht miteinander kommunizierte und nicht abgestimmte Angebote im Rahmen einer multiprofessionellen Versorgung, durch hohe Ansprüche, die im Alltag nicht realisiert werden können, etc. Belastungsbereiche und daraus entstehende Belastungsfaktoren können im Rahmen einer Belastungsdiagnostik erfasst werden. Da sich die Belastungsbereiche während des Krankheitsverlaufs verändern, ist es wichtig, diese regelmäßig zu evaluieren.

3.1   Die Angehörigen verstehen: Ängste

Im palliativen Setting erlebt man Angehörige, deren Leben mit der Diagnose ihres Partners, ihrer Partnerin, ihres Kindes aus den Fugen geraten ist. Alles bisher an sicher Geglaubten und Kontrollierbare verliert jetzt die Basis. Nicht nur die Erkrankten selbst erleben den Schock, es ist auch das Umfeld, das in seinen Grundfesten erschüttert wird. Häufig äußern sich diese Ängste in einer anderen Form im Rahmen der Therapie, zum Beispiel wenn eine Zusammenarbeit ins Stocken gerät, wenn Widerstände auftauchen, Aggressionen frei werden, die sich nicht aus der konkreten Therapiesituation erklären lassen. Die Angst scheint diffus und allumfassend zu sein, lässt sich aber bestimmten Themen zuordnen.

Definition Angst
Angst und Furcht sind Emotionen, die bei einer Bedrohung (oder der bloßen Vorstellung davon) bei vielen Tieren einschließlich des Menschen auftreten.Als grundlegende stammesgeschichtlich herausgebildete Warn- und Schutzfunktion treiben Angst und Furcht zur Flucht und aktiven oder passiven Vermeidung von Situationen an, die Schmerz, Verletzung und Tod zur Folge haben können. Das ständige „Sichern" vieler Arten verdeutlicht die Erwartung einer Gefahr, ohne dass diese von einem bestimmten Objekt ausgehen muss. Häufig wird unterschieden zwischen 1) *Angst* als allgemeinem, gegenstandslosem, frei flottierendem, ungerichtetem und diffusem Gefühl, das nicht zu konkreten Handlungen führt (oder führen kann) und 2) einer spezifischen, gegenstandsgerichteten, d. h. auf ein konkretes Objekt oder eine bestimmte Situation bezogenen *Furcht*, die zu Verstecken, Flucht oder Angriff verleitet – die Angst kommt „von innen", die Furcht

„von der Außenwelt"). Allerdings lässt sich diese Distinktion weder im wissenschaftlichen noch im allgemeinen Sprachgebrauch konsequent durchhalten. Allgemein formuliert ist Angst ein unangenehmer, unlustbetonter emotionaler Zustand, der sich auf verschiedenen Beschreibungsebenen charakterisieren und untersuchen lässt. (Lexikon der Neurowissenschaft).

Diese Themen (Abb. 3.3) sind unterschiedlich und müssen so auch gesehen werden. Nur dann können Intervention angeboten werden, die dazu verhelfen, (wieder) handlungsfähig zu sein und externe Angebote entsprechend annehmen zu können (Fechtner A. 2018).

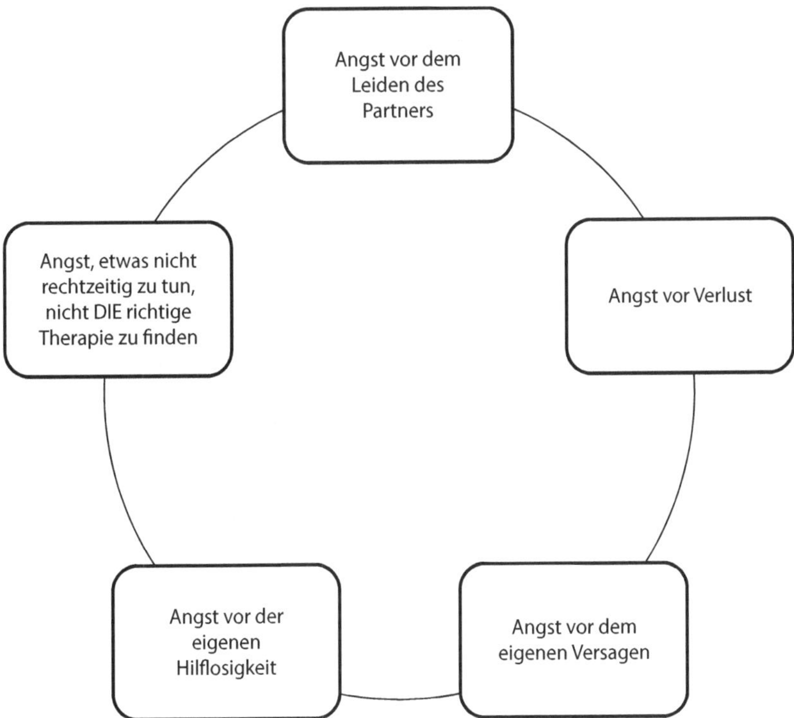

Abb. 3.3 Angstthemen

Für den palliativ-logopädischen Bereich kommen noch andere Themen hinzu, nämlich:

- die Angst, der Betroffene verhungert und verdurstet
- die Angst, nicht mehr miteinander kommunizieren zu können
- die Angst, nicht mehr verstanden zu werden.

Diese Aspekte sind für eine wertschätzende Beratung und die Auswahl der entsprechenden (Fach-)informationen wichtig, um eine emotionale Entlastung zu ermöglichen. So kann zu einer Gefühlsberuhigung beigetragen kann, indem ein Verständnis für die Stresssituation entwickeltwird. Dieses Verständnis verhilft dazu, dass man nicht in den Gefühlsstrudel mitgerissen wird im Rahmen der Therapie und ist ein wesentliches Element der Selbstfürsorge (siehe dazu Winterholler 2020, Band 2). Angst wird aber nicht nur negativ bewertet. Alfred Längle, Begründer der Existenzanalyse, sieht *Angst, als Königsweg zu mehr Leben, als Wegweiser zur Existenz* (A.Längle, 2011, S. 36). Ziel der Angehörigenarbeit ist es nicht, eine Angst „zu behandeln", sondern Angstthemen, Sorgen zu kennen und zu benennen, damit, gemäß A. Längle, Hilfsangebote fruchten können.

3.1.1 Progredienzangst

Sowohl für den neuro-palliativen wie auch für den onkologisch-palliativen Kontext spielt die Progredienz der Grunderkrankung eine entscheidende Rolle. In dem einen Bereich geht es um die Angst vor den kommenden Funktionsverlusten und deren Auswirkungen, in dem anderen Bereich ist es die Sorge vor möglichen Rezidiven. Der Begriff der Progredienzangst wurde von Herschbach und Dankert geprägt. Sie definieren den Begriff folgendermaßen: „Progredienzangst ist eine reaktive, bewusst wahrgenommene Furcht, die aus der realen Erfahrung einer schweren potenziell lebensbedrohlichen oder zur Behinderung führenden Erkrankung und ihrer Behandlung entsteht (Dankert et al. 2003)". Sowohl der Betroffene selbst, wie auch die Angehörigen können sich in diesem ständigen Bedrohungszustand der eigenen Existenz erleben.

Es scheint keine Ruhe in das System einzutreten. Erst in einem Krankheitsverlauf mit längeren Phasen einer Kontinuität tritt eine Entspannung in dem System ein. Progredienzangst ist eine normale Reaktion, aber es ist auch ein dysfunktionales Ausmaß möglich. Bisher gibt es kaum Publikationen zu therapeutischen Ansätzen zur Behandlung von Progredienzangst. Sie wird dann als behandlungsbedürftig angesehen, wenn sie die Lebensqualität deutlich beeinträchtigt (Herschbach et al. 2005). Am besten ist die Progredienzangst bei onkologischen Patienten untersucht, Ergebnisse gibt es im kleineren Umfang auch für Multiple Sklerose und Parkinson (Berg et al. 2011). Für die palliativ-logopädische Therapiegestaltung und auch für die Therapeutenhaltung ist der Umgang mit der Progredienzangst eine Herausforderung. Es geht dabei um eine Akzeptanz der Unlösbarkeit und der realen Ernsthaftigkeit der Bedrohung durch die Grunderkrankung. Hilfreich können in der Einschätzung des Ausmaßes der Angst folgende Fragen sein:

- Handelt es sich um eine realistische Sorge?
- Kann etwas konkret getan werden?
- Was ist JETZT möglich? Der Fokus wird auf die Gegenwart gelegt, es gilt der Aspekt der kleinen/kleinsten Schritte.

Die konsequente Fokussierung auf das Erleben der Gegenwart nach dem Prinzip der Fragmentierung nach M. Erickson (Short D. und C. Weinspach 2017) ist für einen resilienten Umgang mit der Progredienzangst eine Möglichkeit. Der Gedanke, der dabei tragend sein kann, ist der, nach den Möglichkeiten „Nur für Heute" zu fragen und das Prinzip der kleinen Schritte zu verfolgen.

3.2 Angehörige verstehen: Das Phasenmodell von Lezak (1986)

Lezak (1986) hat ein Verarbeitungsmodell entworfen, das aufzeigt, welche Phasen Angehörige von Betroffenen mit einem Schädelhirntrauma durchleben. Sie macht dabei deutlich, dass nicht jeder Angehörige alle Phasen durchläuft, dass das Tempo der Bewältigung individuell ist und, dass auch ein Verharren in einer Phase möglich ist. Dieses Modell lässt sich für die Arbeit mit Angehörigen im palliativen Kontext übertragen und gibt entscheidende Hinweise für das Einordnen und Verstehen von Reaktionen und Emotionen. Es zeigt auch die Dynamik des Umfeldes auf, nämlich, dass sich zu Beginn noch viele Akteure im Umfeld befinden, viel Energie vorhanden ist, die aber mit der Zeit verloren geht. Das sind interessante Aspekte für eine präventiv ausgelegte Angehörigenarbeit, die diese Faktoren berücksichtigt und dazu beitragen kann, dass sich Kräfte ressourcenorientiert verteilen können.

Phase 1: Angehörige nehmen den Betroffenen aus der Klinik mit nach Hause. Die Freude überwiegt, dass der geliebte Mensch wieder da ist. Alle fokussieren sich auf das Helfen. In dieser Phase gibt es viel Aktion, es kommen viele Freunde und Bekannte. Lezak (1986) betont, dass Angehörige oftmals noch nicht bereit sind Beratung, professionelle Hilfe anzunehmen. Sie erwarten noch spontane Verbesserungen im häuslichen Umfeld. Ratschläge werden noch nicht gehört oder führen eventuell zu wütenden oder verärgerten Reaktionen.

Phase 2: Mit Einkehr des neuen Alltags beginnen Optimismus und Energie zu schwinden. Die irreversiblen Veränderungen des Betroffenen können noch nicht akzeptiert werden. Beängstigende Unsicherheit steht im Zentrum des Erlebens. Laut Lezak (1986) ist es den Angehörigen oft nicht möglich, diese Veränderungen des Lebens und deren Bedeutung für die Zukunft zu benennen oder zu beschreiben. Diese Unsicherheit ist oftmals der Antrieb, dass sich Familien Hilfe und Beratung einholen.

Phase 3: Lezak (1986) verortet den Beginn dieser Phase in der zweiten Hälfte des ersten posttraumatischen Jahres. Die häusliche Situation verändert sich zusehends. Obwohl alle Beteiligten das Beste tun und auch wollen, erleben sie eine Verschlechterung in vielen Bereichen des alltäglichen Lebens. Sowohl beim Betroffenen wie auch bei den Angehörigen überwiegt der Unmut darüber, dass viele früher selbstverständliche Aktivitäten nicht mehr aufgenommen werden können. Angehörige machen sich häufig für die Situation verantwortlich, laut Lezak (1986) vermischen sich hier Schuldgefühle, Frustration und Ärger. Freunde, Bekannte bleiben häufiger fern, weil sie sich nicht kompetent im Umgang mit dem Betroffenen fühlen. Die Konflikte zu Haus werden massiv und Angehörige beginnen sich langsam mit dem Gedanken auseinanderzusetzen, dass eine Wiederherstellung, ein „So wie früher" nicht möglich ist. Nur wenige können an die Zukunft denken und Pläne für diese neue Situation schmieden (Lezak 1986).

Phase 4: Die vierte Phase ist dann erreicht, wenn die Familie, das Umfeld versteht, dass sie nicht für die schwierige Situation zu Hause verantwortlich sind. Außerdem muss die Einsicht dazukommen, dass es auf Funktionsebene, im Rahmen möglicher Persönlichkeitsveränderungen kaum noch zu Verbesserungen kommen wird. Mithilfe dieser Erkenntnis kann es aber gelingen, realistisch über die Zukunft nachzudenken und das Wohl aller im Blick zu behalten (Lezak 1986). Hilfsangebote können angenommen werden und in den Alltag integriert werden, wodurch es zu spürbaren Entlastungen kommt. Lezak meint, dass es wichtig ist, den Betroffenen als neue Person, bzw. mit neuen Facetten zu sehen. Wenn Angehörige das verstehen und akzeptieren können, sind sie in der Lage einen emotionalen Frieden zu erlangen (Lezak 1986).

Phase 5: Die fünfte Phase ist dadurch geprägt, dass Angehörige die Hoffnung aufgegeben haben, dass der Betroffene seine prämorbiden Fähigkeiten wiedererlangt (Lezak 1986). Es beginnt eine Zeit des Trauerns. Lezak (1986) merkt dazu zurecht an, dass ein Trauern um eine noch lebende Person als sozial inakzeptabel angesehen wird und dazu führen kann, dass dieses Trauern ein einsamer Prozess ist. Es ist wichtig, dass gerade in dieser Phase die Familie unterstützt wird und dass ihnen aufgezeigt wird, dass dieser emotionale Konflikt legitim ist (Lezak 1986).

Phase 6: In dieser Phase ist die Familie in der Lage, ihr Leben neu zu organisieren. Eine jetzt mögliche emotionale Einordnung verhilft dazu, Schuldgefühle, Wut und Ärger abzulegen. Die Familie erlebt zwar keine Veränderung der Situation, aber sie hat gelernt, sich damit zu arrangieren. Pläne für die Zukunft werden gemacht, realistische Kräfteabwägungen führen dazu, sich weitreichende Unterstützung zu suchen, wie z. B. die Suche nach einem Platz in einer Einrichtung (Lezak 1986).

Das Phasenmodell von Lezak basiert zwar auf einer Studie mit Angehörigen von Patienten mit Schädel-Hirn-Trauma, lässt sich aber auf den neuro-palliativen Bereich in seiner Aussage ausweiten und kann die Angehörigenarbeit im palliativen Setting durch seine differenzierte Darstellung erleichtern. Das Modell ist weitreichender als Veränderungs- oder Changemodelle, da es Aspekte des Krankheitsgeschehens und -erlebens miteinbezieht. Betrachtet man die unterschiedlichen Phasen, so wird deutlich, warum manche Hilfsangebote noch nicht gehört werden können oder aber welche Ressourcen bereitgestellt werden müssen. Es wird ebenfalls deutlich, welche Rolle das erweiterte Umfeld spielen kann, wenn es um das Gefühl der Trauer geht. Angehörige von Menschen mit Demenz trauern um ihren Partner, um ihre Mutter, ihren Vater noch zu Lebzeiten, was aber häufig auf wenig Akzeptanz stößt und mit Sätzen wie: „Sei doch froh. Er/Sie lebt doch noch." kommentiert wird. Statt Hilfe zu erfahren, erfahren Angehörige dann häufig eine Zurückweisung.

Assessments für eine gelingende Angehörigenarbeit 4

Als Grundlage für eine an den tatsächlichen Bedürfnissen der Angehörigen orientierte Arbeit eignen sich unterschiedliche Werkzeuge. Im Manual der Deutschen Gesellschaft für Palliativmedizin gibt es zum Beispiel ein Formblatt zum Erstellen eines Genogramms. (https://www.dgpalliativmedizin.de/images/stories/Genogrammanleitung_DGP.pdf). Mithilfe dieses Genogrammes lassen sich die familiären Beziehungen aufzeichnen und einteilen in z. B. pflegende, unterstützende, etc. Angehörige (Göth 2018, S. 47). Es besteht auch die Möglichkeit, im Rahmen einer strukturierten Umfeldanalyse die wesentlichen Beteiligten in dem individuellen System zu erfassen. Da sich das Umfeld dynamisch entwickelt, gerade bei Menschen mit neuromuskulären Erkrankungen, ist es notwendig, diese Analyse regelmäßig gemeinsam mit dem Angehörigen zu evaluieren. Darauf aufbauend lassen sich Elemente sowohl für die Therapie wie auch für die Entlastung der Angehörigen entwickeln.

4.1 Umfeldanalyse (Abb. 4.1)

Eine logopädische Therapie trifft immer auf ein System. Um diese Tatsache für die Angehörigenarbeit zu berücksichtigen, wird im Rahmen der Umfeldanalyse das Umfeld aus der Perspektive des Angehörigen analysiert. Dabei geht es darum, alle Rahmenbedingungen, Einflüsse und äußeren Faktoren zu sammeln, die auf das System wirken können. Das ist besonders dann hilfreich, wenn sowohl der Betroffene wie auch die Angehörigen ihr Umfeld beschreiben. Sehr häufig kommt es zu einem ganz anderen Erleben von Unterstützern, zu anderen Hilfsangebotswünschen, u.s.w. Die Kernfrage der Umfeldanalyse lautet: „Wer gehört – aus meiner Sicht – dazu?" Ziel ist es, alle wichtigen Beteiligten zu sammeln, die auf das System wirken und die berücksichtigt werden müssen. Zur besseren Übersicht

© Der/die Autor(en), exklusiv lizenziert durch Springer Fachmedien Wiesbaden GmbH, ein Teil von Springer Nature 2020
C. Winterholler, *Palliative Logopädie – Band 3*, essentials,
https://doi.org/10.1007/978-3-658-32366-0_4

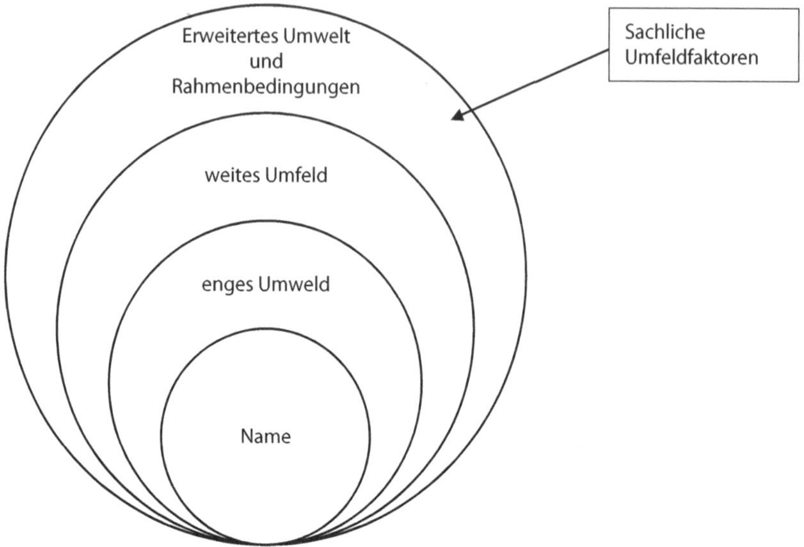

Abb. 4.1 Umfeldanalyse (die Vorlage dazu befindet sich im Anhang)

und zur Ableitung der richtigen Schlüsse werden die gesammelten Faktoren nach folgenden Kriterien geordnet:

Soziale Umfeldfaktoren sind Personen oder Personengruppen, die in irgendeiner Weise beeinflussen, mal hilfreich, mal weniger. In der Umfeldanalyse geht es zunächst lediglich darum, diese Personen(gruppen) zu sammeln, um sie anschließend in ihrer Funktion, in ihrer Stellung näher zu beleuchten. Außerdem kann man noch unterscheiden, ob es sich um professionelle, familiäre, freundschaftliche, o. ä. Beteiligte handelt.

Die **sachlichen Umfeldfaktoren** sind harte Fakten oder Themen, die wirken. Beispiele sind finanzielle Ressourcen, Krankenkasse, gesetzliche Rahmenbedingungen, Wohnsituation, etc.

4.1.1 Nutzen der Umfeldanalyse

Die Umfeldanalyse wird häufig als Werkzeug für eine gelingende Angehörigenarbeit im palliativ-logopädischen Kontext übersehen. Dabei kann die Umfeldanalyse ein nützliches Werkzeug für eine erste Analyse sein und ein Bindeglied zwischen den nachfolgenden Werkzeugen zum Erfassen von Belastungs- und Entlastungsfaktoren darstellen. Mit ihrer Hilfe lässt sich präventiv arbeiten, nämlich das gewünschte stärkende Umfeld in die Therapie einbeziehen, damit es im weiteren Krankheitsverlauf nicht zu einer Vereinsamung oder einem ausschließlich professionell besetzten Umfeld kommt. Folgende Ziele können mithilfe der Umfeldanalyse verfolgt werden:

- Einblick in das bestehende System aus der jeweiligen Perspektive (Angehörige, Betroffene) – hier kann es eventuell zu Konfliktpotenzial kommen, wenn das Umfeld als sehr unterschiedlich wahrgenommen wird.
- Äußere Einflüsse erkennen und beachten.
- Eventuelle Probleme in Bezug auf Ressourcen, Risiken erkennen – sind Positionen nicht besetzt?
- Schnittstellen nach außen identifizieren
- Veränderungen sehen im Krankheitsverlauf – Rückzug der nicht professionellen Unterstützer!
- Basis für angepasste Unterstützungsangebote.

4.1.2 Durchführung: die Kernfragen zur Umfeldanalyse

Das Vorgehen kann unterschiedlich gestaltet werden. Es können die entsprechenden Personennamen in die Felder eingetragen werden. Dabei kann farblich markiert werden, wer oder was als unterstützend oder als eher hemmend erfahren wird (z. B. blau für Unterstützer, grün für hemmende Personen, rot für noch zu besetzende Felder). Eine andere Möglichkeit ist, Spielfiguren mit unterschiedlichen Farben einzusetzen (z. B. aus einem Mensch ärgere dich nicht Spiel). Dadurch erhält die Umfeldanalyse eine dynamische Komponente. Für die Dokumentation wird das „Endbild" dann fotografiert. Auch kann noch unterschieden werden zwischen Familienangehörige, Freunde, professionelle Helfer. Die Art der Darstellung muss im Vorfeld besprochen und transparent dargestellt werden, sonst vermutet man „Unterstützungslöcher", wo keine sind. Folgende Kernfragen sind zielführend:

Kernfragen zur Umfeldanalyse
- Wer gehört zum nahen, wer zum erweiterten Umfeld?
- Wer sollte zum nahen, wer sollte zum erweiterten Umfeld gehören?

- Wer/Was fehlt?
- Wer/Was unterstützt? (Ressourcen)
- Wer/Was unterstützt nicht? (Hemmnisse)
- Rahmenbedingen: Wohnsituation, Kranken-/Pflegekasse, eigene Berufstätigkeit, etc.

Es geht in dieser Darstellung noch nicht um entsprechende Lösungen, sondern um die subjektive Darstellung der Akteure, das Abbild des Umfeldes. Wichtig ist, dass sich hier noch keine vorschnellen Lösungsversuche einschleichen, sonst läuft man in die Gefahr Hilfsangebote zu kreieren, die aber bei genauerem Hinsehen nicht passen. Im weiteren Krankheitsverlauf, gerade auch im Hinblick auf das Zulaufen in Richtung Terminalphase ist es notwendig zu überprüfen, ob sich die Angehörigen isoliert haben oder im Begriff sind, sich zu isolieren oder das Umfeld nur noch aus professionellen Helfenden besteht. Ziel einer regelmäßigen Überprüfung der Zusammensetzung des erlebten Umfeldes soll sein, auch in der Therapie relevante Unterstützende einzubeziehen, besonders dann, wenn es um Sprachverlust geht. Können Kommunikationsangebote gemeinsam etabliert werden, verbleiben aus meiner Erfahrung mehr Freunde, Nachbarn, entfernte Verwandte unterstützend in einem lebendigen Umfeld.

4.2 Die Belastungswaage (Abb. 4.2): Belastende Faktoren – entlastende Faktoren identifizieren

Um adäquate entlastende Faktoren zu identifizieren und resiliente Strukturen wirken zu lassen, müssen die entsprechenden Belastungsfaktoren erkannt und benannt werden. Situationen werden häufig im Ganzen als Belastung empfunden, deshalb hilft es, wenn ein differenzierendes Werkzeug eingesetzt wird. Über die Nennung und Auflistung der einzelnen belastenden Faktoren wird die Gesamtsituation, das Gesamtgefühl des vermeintlich nicht mehr Bewältigbaren fassbar gemacht. Das Fragmentieren verhilft dazu, aus einem Alles–oder-Nichts-Denken herauszukommen und Hoffnung zu vermitteln, dass eine Bewältigung der Ist-Situation möglich sein kann. Die Strategie des Fragmentierens wie sie M. Erickson beschrieben hat, lässt wieder Selbstwirksamkeit und Kontrolle über das eigene Leben erfahren (Short D. und C. Weinpach 2017, S. 115).

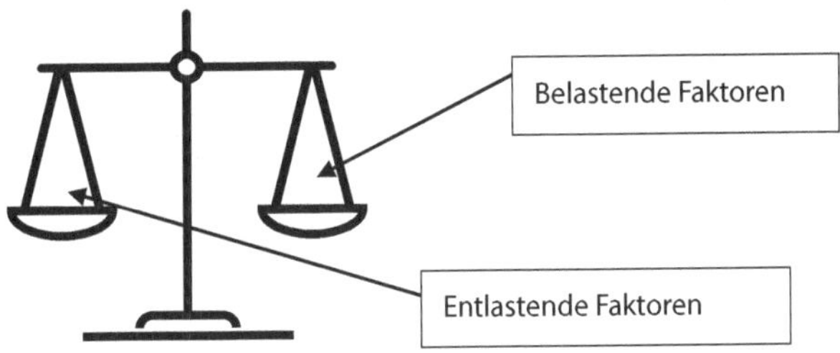

Abb. 4.2 Belastungswaage (die Vorlage dazu befindet sich im Anhang)

4.2.1 Nutzen der Belastungswaage

Mithilfe der Belastungswaage wird ein Gesamteindruck, ein Gesamtgefühl der Belastung in kleinere Erfahrungsmomente aufgeteilt. Die Angehörigen können darüber reflektieren, was die derzeitige Situation belastend macht und auch, welche Ressourcen es gibt. Der Blick für entlastende Ereignisse wird geschärft. Außerdem kann es über dieses Werkzeug auch gelingen, darüber ins Gespräch zu kommen, welche resilienten Faktoren es in der Vergangenheit gegeben hat und welche für die jetzige Situation aktiviert werden können.

Auch hier ist ein gestuftes Vorgehen wichtig: Zuerst die unterschiedlichen Faktoren sammeln und anschließend von dem Angehörigen bewerten lassen. Erst danach lassen sich entsprechende Interventionen ableiten, die eventuell in den palliativ-logopädischen Bereich fallen oder von anderen Akteuren im Netzwerk geleistet werden können. Es geht immer um das Aufdecken von Belastung und Entlastung ohne den Anspruch, dass die Logopädinnen es sind, die diese aufgedeckten Erfordernisse erfüllen müssen oder auch fachlich leisten können. Besonders im Rahmen von Hausbesuchen ist das zu betonen, damit keine Überforderung eintritt.

4.2.2 Durchführung: Belastungswaage

Auch hier gibt es unterschiedliche Möglichkeiten der Durchführung. Zum einen können die entsprechenden Faktoren auf die jeweilige Waagschale geschrieben werden, zum anderen können die Faktoren aber auch auf kleine Zettel geschrieben und auf die passende Waagschale gelegt werden. Diese Handlung führt nicht selten zu einem ersten Erkennen, woraus die Schieflage besteht, wenn immer mehr

Zettel in den jeweiligen Schalen liegen. Ein Sortieren nach Themen, nach unterschiedlichen Bedürfnissen fällt mit Hilfe der Zettel leichter. Auch können schon „kleine" entlastende Faktoren entdeckt und eventuell im Alltag eingesetzt werden. Es geht dabei nie um ein Bagatellisieren der jeweiligen individuellen Situation, sondern um das Schärfen das Blickes für mögliche Ressourcen. Auch mit diesem Werkzeug ergeben sich Hinweise für die unmittelbare Therapiegestaltung. Nicht selten werden Koststufeneinstellungen, das Anreichen der Nahrung, die Angst vor einer möglichen Aspiration, der Ekel vor der Mundpflege als belastend eingestuft. Anhand der Ergebnisse aus dem Einsatz der Belastungswaage gelingt es dann, die entsprechenden entlastenden Maßnahmen gemeinsam zu finden und entsprechend zu gestalten.

4.3   Die SUD Skala (Subjective Units of Disturbance – subjektive Grad der Belastung)

Die Klassifikation von numerischen Rating-Skalen stammt von Joy P. Guilford (1946). Joseph Wolpe, Psychiater und Psychotherapeut, führte die Skalen 1969 in die Psychotherapie ein. Er gilt als Pionier der Verhaltenstherapie und entwickelte zunächst eine Skala für den Angstbereich. Diese SUD-Skala (Subjektive Units of Distress Scale) hat die Ausprägung von 0 (keine Angst) bis 10 (maximale Angst). In der Psychotherapie sind die Skalen weit verbreitet und werden auch bei anderen Störungsbildern eingesetzt.

Auf der SUD-Skala (Anhang B) können sich Patienten hinsichtlich des Ausmaßes ihrer Angst einschätzen kann. Ein Wert von 10 bezeichnet dabei die intensivste Form der Angst auf, während der Wert 0 für einen Zustand von vollständiger Abwesenheit jeglicher Angst steht. Es handelt sich hier um eine Subjektivskala; Normwerte und Testgütekriterien liegen deshalb nicht vor. Diese Skala lässt sich im Rahmen der Angehörigenarbeit vielfältig einsetzen, hier konkret um den Grad der derzeitigen **Belastungssituation** zu messen und darzustellen. Eine Vorlage dazu befindet sich im Anhang.

4.3.1 Nutzen der SUD-Skala

Ganz im Sinne der Haltung von Milton Erikson, amerikanischer Psychiater (1901–1980), der nicht nicht nur als Begründer der modernen Hypnotherapie sondern auch als einer der innovativsten Psychotherapeuten des letzten Jahrhunderts gilt, kann es mithilfe der Skala gelingen, das Wissen, das die Angehörigen über sich selber haben, offensichtlich und nutzbar zu machen (nach Short, D. et al. 2010). Milton Erikson betrachtete seine Patienten als Partner, als Experten ihrer selbst. Angehörige kennen die Belastungsfaktoren oft genau. Die Einschätzung und Bewertung fallen schwer, was zu einer möglichen Überforderung führen kann. Uns Therapeutinnen fällt dann die Aufgabe zu, sie darin zu unterstützen, die eigenen Fähigkeiten gezielt zu aktivieren und einzusetzen. Die SUD-Skala visualisiert den Grad der Belastung und zeigt Veränderungsstufen in die jeweilige Richtung (mehr oder weniger Belastung) an.

4.3.2 Durchführung: SUD-Skala

Es wird mit einer Skala von 0–10 gearbeitet, wobei 0 keine Belastung bedeutet und 10 den höchsten Grad der Belastung in der momentanen Situation angibt. Der Angehörige kreuzt einen für ihn passenden Wert an. Danach ergeben sich folgende Schritte:

Übersicht
1. Die Bitte, den Grund oder Auslöser für diese Einordnung/diesen Wert zu benennen – Ziel: Konkretisierung der Situation, eine Möglichkeit, sie in Worte zu fassen
2. Frage: War der Grad schon einmal höher/niedriger? Nachfragen, was die Veränderung ausgemacht hat. – Ziel: Veränderung erfahrbar zu machen
3. Haben Sie eine Idee, wie der Zustand besser werden kann? (paradoxe Nachfrage: geht es noch höher?) Ziel: diese Intervention zeigt auf, dass eine Situation veränderbar ist
4. Wann war es schon einmal anders? Genaue Schilderung mit allen Ressourcen! Ziel: Andocken an resiliente Faktoren
5. Wo möchte ich auf der Skala sein? Ziel: Grad der Veränderung aufzeigen; Bereitschaft für erste Maßnahmen
6. Was kann mir dabei helfen? Ziel: Rückgriff auf vorhandene Ressourcen
7. Genaue Schilderung der Ressourcen – Ziel: Über die Schilderung kann schon eine Visualisierung der ersten Schritte eingeleitet werden
8. Abschließend – wie wird Grad der Belastung jetzt eingeschätzt? Ziel: die nochmalige Angabe des Grades zeigt auf, ob schon eine Veränderung in Gang gekommen ist. Koppelung mit dem Nennen erster Schritte

Auch bei dieser Intervention gilt wieder, dass es um ein Heben von Ressourcen, Handlungsoptionen, Unterstützungswünsche geht und nicht, dass diese im Rahmen der palliativ-logopädischen Therapie umgesetzt werden können oder müssen. Was aber gelingen kann, ist, passende Angebote gemeinsam zu finden, die die Angehörigen stärken und unterstützen können. Im Rahmen der palliativ-logopädischen Therapie außerhalb des palliativ Settings ist es häufig schwierig, Angebote zu finden, da das multiprofessionelle Team fehlt. Trotzdem kann es über diese Visualisierung und deren Auswertung gelingen, mit dem verordnenden Arzt/Ärztin ins Gespräch zu kommen und die palliativmedizinische Versorgung anzuregen.

Formate der Angehörigenarbeit in der Palliativen Logopädie

5

Die Formate (Abb. 5.1) in der palliativ-logopädischen Angehörigenarbeit unterscheiden sich in ihrer Form und in ihrer Zielsetzung nicht von denen in anderen logopädischen Kontexten. Auch hier geht es um die Bereiche: Information, Beratung, Anleitung, Mediation und Moderation und Schulung. Die Information gibt Sicherheit und Orientierung, die Beratung verhilft zu Deutung, Einordnung und Klärung. Mit Hilfe alltagsrelevanter Anleitung wird über die Handlung eine Kompetenzentwicklung angestoßen, um damit neue Herausforderungen annehmen zu können (Abb. 5.2).

Das Besondere an der palliativ-logopädisch orientierten Angehörigenarbeit ist die Berücksichtigung der emotional herausfordernden Situation. Sie ist geprägt von Unsicherheit, Unwissenheit wie Verläufe sich gestalten, Trauer, Abschied, Verlust – Neugestaltung von Routinen, Ritualen, Alltag. Es handelt sich um eine Begleitung von Veränderungsprozessen. Fundamentale Lebens- und Sinnfragen prägen das Miteinander. Die Besonderheiten der palliativ-logopädischen Angehörigenarbeit liegen zum einen in der fachspezifischen Ausrichtung, die sich aus dem palliativen Setting ergibt und zum anderen aus dem Erleben der existenziellen Grenzsituationen mit einem hohen selbst reflexiven Anteil.

Was hier noch mal deutlich betont wird, ist, dass wir im palliativen Kontext nicht sowohl dem Betroffenen als auch dem Angehörigen gerecht werden können. Angehörigenarbeit wird aus der Perspektive des Betroffenen gedacht. Mit ihm gemeinsam wird besprochen, wie die Gestaltung aussehen kann. Aus diesem Grund ist es wichtig, mögliche Formate transparent darzustellen, um Zielsetzungen und Inhalte besprechen zu können. Sowohl für die Betroffenen wie auch für seine Angehörigen ist es hilfreich zu sehen, wo Möglichkeiten, aber auch Grenzen der Unterstützung durch die logopädische Therapie und die Umfeldarbeit gegeben sind.

© Der/die Autor(en), exklusiv lizenziert durch Springer Fachmedien Wiesbaden GmbH, ein Teil von Springer Nature 2020
C. Winterholler, *Palliative Logopädie – Band 3*, essentials,
https://doi.org/10.1007/978-3-658-32366-0_5

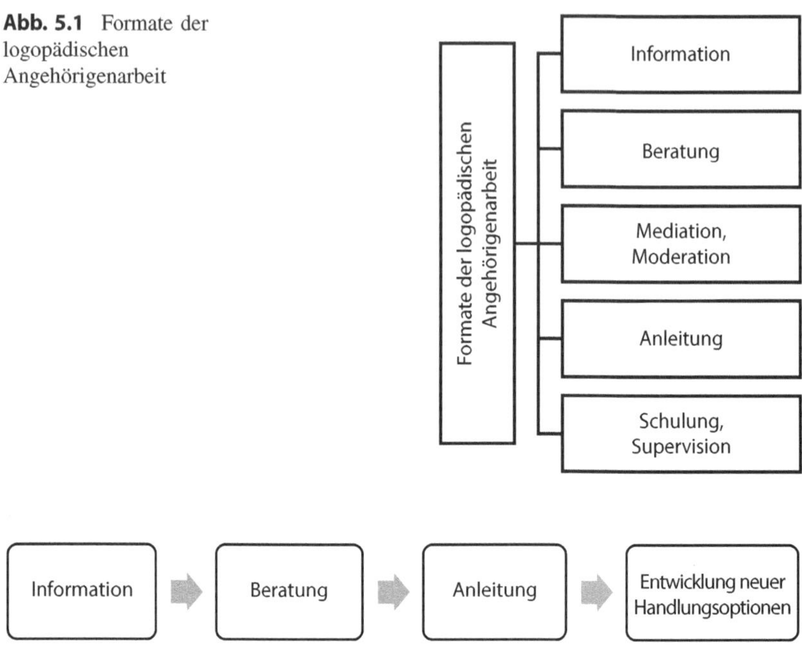

Abb. 5.1 Formate der logopädischen Angehörigenarbeit

Abb. 5.2 Entwicklung von Handlungskompetenz

Die Grundlage für eine gelingende Angehörigenarbeit ist eine fundierte „Diagnostik" in Form der im Kap. 5 vorgestellten Assessments. Aus den Ergebnissen lassen sich die passenden Formate und im Rahmen derer die entsprechenden Maßnahmen ableiten. Nicht jedes Format passt zu jeder Zeit, nicht jede Information kann sofort gehört und verstanden werden. Anleitungsangebote können auch als Belastung und Zumutung empfunden werden. Dieser Aspekt spiegelt sich auch in den einzelnen Phasen der Therapie wider (siehe dazu auch Band 1 „Einführung in das Konzept der palliativen Logopädie", 2020). Die Anteile der verschiedenen Formate in der Angehörigenarbeit verändern sich im Laufe der Therapie (Abb. 5.3).

Wenn man in palliativen Teams arbeitet, sollte geklärt werden, welche Profession die Regie über die Angehörigenarbeit übernimmt, damit es nicht zu unnötigen Doppelungen oder vermeintlichen Widersprüchen in den einzelnen Aussagen kommt, damit Informationen zusammenlaufen und gemeinsame Zielsetzungen zur Intensivierung festgelegt werden können. Die Ergebnisse

Abb. 5.3 Veränderung der
Anteile in der
Angehörigenarbeit

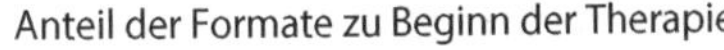

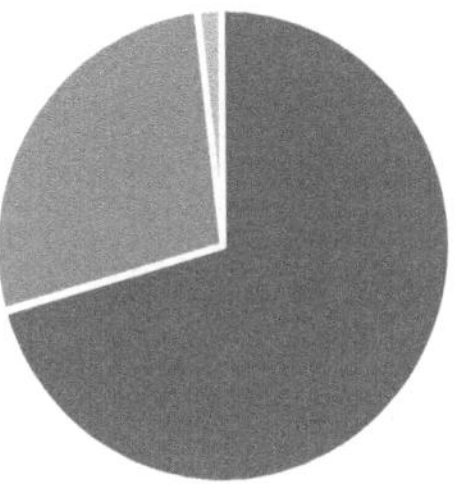

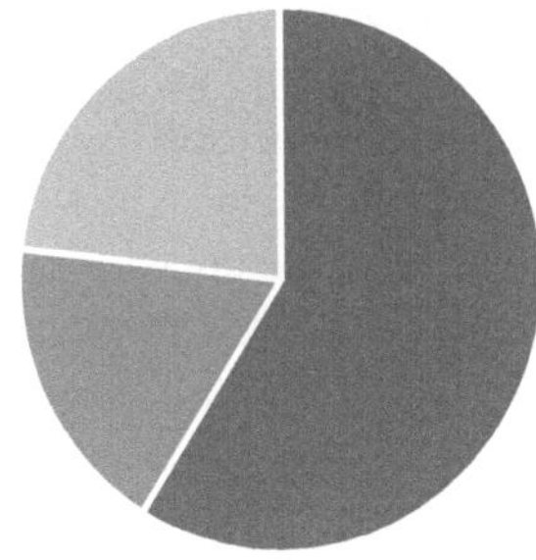

daraus werden transparent zur Verfügung gestellt. Im ambulanten Setting ohne Palliativteam ist es hilfreich, diese Assessments einzusetzen und die Ergebnisse mit dem verordnenden Arzt zu besprechen. Daraus erschließen sich im Idealfall weitere Maßnahmen, wie das Einleiten von Pflegestufen, die Zuführung in den Rahmen der Palliativversorgung. Eine gelingende Angehörigenarbeit in der palliativ-logopädischen Therapie beinhaltet ein hohes Maß an Prävention, nämlich dahingehend zu unterstützen, dass Angehörige trotz der Belastung nicht selbst erkranken oder sich schon bestehende Krankheiten verschlechtern.

5.1   Information

Für die einzelnen Bereiche lohnt es sich, ein Repertoire an Materialien, Netzwerke, Adressenliste mit relevanten Anbietern, etc. aufzubauen. Das können Visualisierungsmodelle, Infobroschüren, seriöse Internetadressen für den Bereich der Informationsgestaltung sein. Für den Bereich der Beratung für die Angehörigen benötigt es ein Wissen über Netzwerke, Selbsthilfegruppen, Psychologen mit Schwerpunktarbeit im palliativen Bereich, Quartiersarbeit für den regionalen Sektor. Die Informationen zum Verlauf einer palliativ-ausgerichteten logopädischen Therapie ist zu Beginn und auch im Verlauf immer wieder wichtig, um zwei Aspekte deutlich zu machen:

- Den Unterschied zu einer rehabilitativ ausgerichteten Therapie: meist wird die logopädische Therapie mit der Behandlung von Schlaganfallpatienten und Kindern in Verbindung gebracht. Hier ist Aufklärung sehr wichtig, damit es nicht zu Frustrationen durch falsche Erwartungen kommt.
- Zielsetzungen abzugleichen: es kann auch passieren, dass Angehörige die Sorge haben, dass in einem palliativen Kontext „nichts mehr" für den Betroffenen getan wird. Palliativ wird dann gleichgesetzt mit „Aufgeben". Wenn das Spektrum der Interventionsmöglichkeiten gezeigt wird, gewinnen die Angehörigen ein neues Bild und können sich besser auf den gemeinsamen Prozess einlassen.

5.2   Beratung

In Kap. 4 wurden grundlegende Werkzeuge vorgestellt, wie die Beratung von Angehörigen gestaltet werden kann, um entsprechende Entlastungskonzepte zu finden. Ziel der Beratung ist es nicht, dass wir diese Konzepte anbieten, sondern Möglichkeiten eröffnen, Adressen vermitteln, Anlaufstellen nennen, etc. Beratung im (neuro-) palliativ-logopädischen Setting benötigt auch ein besonderes Verständnis für die individuellen Lebenssituationen und für die großen Fragen des Lebens. Im Band „Ethik, Beratung, Selbstfürsorge" (Winterholler 2020) finden sich Werkzeuge für die Gesprächsführung im Rahmen von unsicheren Zeiten, einer permanenten Situation durch Funktionsverluste und andere existenzielle Themen.

5.3 Mediation und Moderation

Der Bereich der Moderation und der Mediation ist eine Herausforderung. Wenn das Sprechen, also die Kommunikation Laufe der Erkrankung erschwert ist, sind Mediation bzw. Moderation als Kompetenzen gefragt, um den Betroffenen mit seinen Anliegen zu unterstützen.

Sehr häufig beginnt ein Interpretieren der versorgenden Umwelt, was der Betroffene möchte und sie greift auf alte Gewohnheiten zurück. Die Angehörigen handeln aus einer ihnen bekannten Sicherheit heraus. Der Betroffene hat aber momentan vielleicht ganz andere Bedürfnisse, die er nun nicht mehr verdeutlichen kann. Daraus können sich Konfliktpotenziale ergeben, die aufgegriffen und bearbeitet werden müssen. Gerade bei Konfliktgesprächen ist es besonders wichtig, sich nicht in innerfamiliäre Dynamiken reinziehen zu lassen. Zur Erleuchtung des Konfliktes ist das Konfliktmodell von F. Glasl (1980) hilfreich (Abb. 5.4), einerseits für uns, um den Konflikt zu erfassen und anderseits für die Visualisierung in Gesprächen mit den jeweiligen Beteiligten. Für das familiäre Umfeld ergeben sich neue Konstellationen, individuelle Krisenbewältigungsstrategien, sodass Konflikte, gerade in belastenden Situationen, keine Seltenheit sind.

Das Modell verhilft zu einer Einschätzung des Konfliktpotenzials und seiner Dynamik. Es geht im Rahmen einer möglichen Moderation oder Mediation nicht um das Aufarbeiten von alten Familienkonflikten. Das muss der Familie überlassen werden und in einem anderen Rahmen stattfinden. Es geht eher um ein „Frühwarnsystem", um niederschwellig zu agieren. Die Stufen des Konfliktmodells benötigen unterschiedliche Maßnahmen zur Konfliktlösung. Die Stufen 1–3 sind gut intern zu lösen, ab Stufe 4 empfiehlt sich eine externe Unterstützung, zum Beispiel im Rahmen einer Mediation. In diesem Stadium haben sich schon

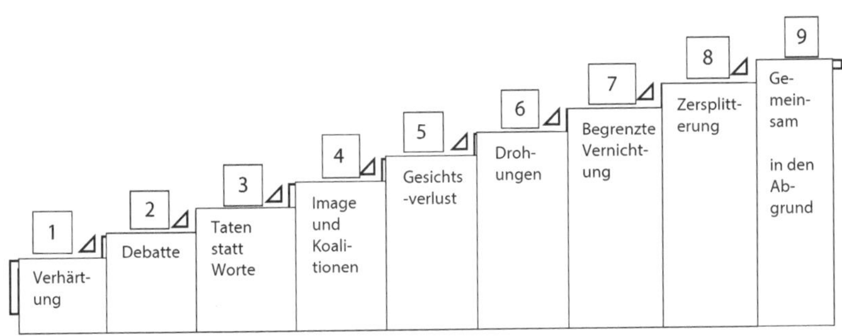

Abb. 5.4 Konfliktmodell nach F. Glasl (1980)

erkennbare Parteien gebildet haben und keine möchte ihr Gesicht verlieren. Typische Konflikte im palliativen Kontext sind zum Beispiel die Sorge um ein Erbe, Essensverweigerung, Inhalte der Patientenverfügung, Einsetzen eines Betreuers, Umzug in ein Pflegeheim.

Auch für die Moderation von multiprofessionellen Teams oder für ethische Fallbesprechungen ist das Wissen um die Konfliktstufen hilfreich. Es lässt sich damit fundiert überprüfen, woran es liegt, wenn sich der Diskurs nicht mehr an dem aktuellen Fall orientiert und Argumente nicht mehr gehört werden können.

5.4   Anleitung

Der Anleitungsbereich ist charakterisiert durch den Gedanken zur Selbsthilfe. Der Alltag soll gestaltbar und möglichst unabhängig von therapeutischen Interventionen werden, besonders auch für Zeiten von Therapiepausen und nach Therapieende. Über Information und Anleitungen kann es auch gelingen, dass Freunde und Bekannte, also das erweiterte Umfeld, integriert werden können und ein neues Erleben mit alten Gepflogenheiten möglich wird. Im Zentrum steht der gelebte Alltag. Im Rahmen der Frage um die Lebensqualität wird häufig vergessen, dass der schwerst Betroffene seinen Alltag lebt und Angehörige ihr Leben darauf einstellen. Deshalb sind konkrete und im häuslichen Umfeld machbare Alltagshilfen wichtig. Sie sollen zur Entlastung beitragen und müssen realisierbar sein. In diesem Bereich fällt der Umgang mit Kommunikationsgeräten, das gemeinsame Kochen einer Dysphagiekoststufe, die Anleitung einer sicheren Essensbegleitung, der Mundpflege, etc.

5.5   Schulung und Supervision

J. Steiner und R. Rüegg haben das Thema aktuell beleuchtet und festgestellt, dass es gerade im Heimkontext zu einer Fehlversorgung von Menschen mit Schluckproblematiken kommt (Steiner & Rüegg 2020). Das bleibt nicht folgenlos, es kommt zu Mangelernährung, Aspirationspneumonien und auch zu einem individuellen sozialen Rückzug. In der Palliativ Care Literatur fällt dazu auch auf, dass hier die Profession der Logopädie zu den Themen „Essen und Trinken", „Mundpflege", „Kommunikation", „Atmung" kaum herangezogen wird. Schulungen zu diesen grundlegenden Themen sind wichtig, damit die Patientenversorgung in diesen Bereichen sicher gestaltet werden kann. Steiner und Rüegg stellen dazu zum Beispiel ein umfassendes Konzept vor (Steiner & Rüegg 2020).

Fachspezifische Supervisionen können ebenfalls dazu beitragen, dass die unterschiedlichen Professionen – besonders im palliativen Kontext – voneinander lernen können. Eine geeignete Kombination aus Schulung und Supervision schafft sowohl eine fachliche Basis als auch einen gelingenden Transfer in den Versorgungsalltag.

Im Folgenden sind die einzelnen Formate der Angehörigenarbeit mit ihren wichtigsten Aspekten aufgeführt. Die Inhalte und Zielsetzungen sind exemplarisch und nicht vollständig.

Information

- **Zielsetzung:** Transparenz, Sicherheit gewinnen, gemeinsame Sprache entwickeln, seriöse Quellen finden
- **Inhalte (exemplarisch):** Therapieinhalte, Therapieverlauf, Einsatz von Methoden, Einsatz von Hilfsmittel, Erkrankung, Selbsthilfegruppen, Seriöse Informationsquellen, Relevante Anlaufstellen
- **Besonderheiten:** Nicht jede Information kann zu jedem Zeitpunkt gehört und verstanden werden – gerade zu Beginn einer Therapie, wenn alle noch quasi unter Schock stehen, wird immer und immer nachgefragt. Häufig werden immer die gleichen Fragen gestellt – das ist Bestandteil des Verarbeitungsprozesses! Hier hilft Nachfragen: Welche Information ist jetzt für Sie wichtig?

Beratung

- **Zielsetzung:** Belastungsfaktoren erkennen, Entlastungsfaktoren ermitteln
- **Inhalte (exemplarisch):** Siehe Kap. 4, siehe auch Band 2 „Ethik, Beratung, Selbstfürsorge"
- **Besonderheiten:** Die eigenen Grenzen kennen Netzwerke aufbauen. Eine fundierte Erfassung der Belastungsfaktoren ist häufig schon die erste Entlastung für die Angehörigen

Mediation, Moderation

- **Zielsetzung:** Im Rahmen von Konflikten vermitteln, unterschiedliche Perspektiven erfahrbar machen, multiprofessionelles Team moderieren
- **Inhalte (exemplarisch):** Unterstützung bei ethischen Fallbesprechungen, Konflikterhellung durch Aufzeigen von Konfliktmodellen (zum Beispiel F. Glasl)

- **Besonderheiten:** Moderation und Mediation bedürfen einer „neutralen" wertschätzenden Position, Cave: Sicht nicht instrumentalisieren lassen von einer Partei

Anleitung

- **Zielsetzung:** Empowerment, Selbsthilfe, Selbstwirksamkeit
- **Inhalte (exemplarisch):** Einsatz von Hilfsmittel, Kochrezepte für angepasste Kost (alle Medien), gemeinsam kochen, Mundbefeuchtung, Massagen zur Entlastung und Beziehungsaufnahme zeigen, PEG und Beziehungsgestaltung, Essen anreichen, Kommunikationssysteme einsetzen und anpassen, Angebote zum „gemeinsamen Atmen" zeigen
- **Besonderheiten:** realistisch, am individuellen Alltag orientiert, umsetzbar – Cave: Rollen und Konsequenzen für die Beziehung beachten – z. B. Essenanreichen (Tochter – Vater). Angehörige als Experten für den gelebten Alltag: was ist ohne therapeutische Intervention möglich!

Schulung

- **Zielsetzung:** Wissenstransfer bezüglich Dysphagie, Kommunikation, Atmung mit dem palliativen Schwerpunkt, Kennenlernen der Logopädie, der logopädischen Handlungsfelder und Therapiemethoden, Schulungen für unterschiedliche Adressaten (Pflegeheim, palliativ Care, Selbsthilfegruppen, etc.)
- **Inhalte (exemplarisch):** Kombination von Wissen und Anleitung, Transfer für den jeweiligen Alltag, Siehe zum Beispiel Rüegg, R. und J. Steiner (2020)
- **Besonderheiten:** Aufklärungsarbeit für den palliativen Kontext – Darstellung der Logopädie mit ihren präventiven, rehabilitativen und palliativen Anteilen; Herausarbeiten der Unterschiede und die Zielsetzung im Rahmen der Palliativ Care

Supervision

- **Zielsetzung:** Supervidieren von Anleitungen, z. B. Sicheres Anreichen von Essen, sichere Mundraumaktivierung, Durchführen von Screeningverfahren
- **Inhalte (exemplarisch):** Protokollbögen für den jeweiligen Bereich, Kombination von Wissenstransfer und Handeln im Realkontext – was ist der jeweilige Fall!

- **Besonderheiten:** Fachtherapeutische Supervision ist ein gutes Bindeglied zwischen Schulung und dem Einsatz im jeweiligen Kontext, Rückversicherung, Fachlicher Austausch mit neuen Aspekten

Zusammenfassung 6

Auch wenn die vorgestellten Ebenen aus der logopädischen Therapie bekannt sind, so fußen sie auf einer speziellen Basis. Diese Basis ist geprägt von einer hohen Emotionsdichte, von Unsicherheit und Unwissenheit darüber, wie sich Krankheitsverläufe, speziell bei neuromuskulären Erkrankungen, darstellen und welche Funktionsverluste als nächste kommen. Es geht nicht um ein vorschnelles Trösten, das Anbieten von fachlich nahe liegenden Interventionen oder das Vorgeben von Lösungen. Logopädinnen und Sprachtherapeutinnen sind hier gefordert im Umgang mit der Begleitung von grundlegenden Veränderungsprozessen für Angehörige und ihre Betroffenen und der Endlichkeit.

Die unterschiedlichen Erkenntnisschritte (Abb. 5.2) ermöglichen eine Form der Bewältigung im aktiven Tun, das auf einem grundsätzlichen Verständnis durch Information beruht und zu einer neuen Handlungskompetenz für Versorgende führen kann. Angehörigenarbeit im palliativen Setting zeichnet sich durch die elementaren Therapieinhalte in den Bereichen „Essen und Trinken", „Kommunikation" und „Atmung" verknüpft mit dem Erleben von Grenzsituationen durch eine hohe Intensität aus. Das Erfassen der Belastungsmomente und das Ausrichten der therapeutischen Angebote dahingehend unterstützt im Sinne einer präventiv ausgerichteten Angehörigenarbeit im Rahmen der Palliativ Care. Es geht oft nicht um das Auffinden von optimalen Lösungen, wenn Sinnfragen gestellt oder therapeutische Maßnahmen infrage gestellt werden, oft geht es um:

- Um ein aktives Zuhören
- Ein Miteinander Schweigen
- Ein Suchen nach minimalen Beziehungs- und Entlastungsmomenten
- Ein Aushalten der eigenen (fachlichen) Hilflosigkeit
- Ein Anerkennen von (fachlichen) Grenzen

- die Auseinandersetzung mit der eigenen Sterblichkeit. Diese Auseinandersetzung unterstützt uns dabei, dieses Thema, dieses Wissen im therapeutischen Alltag gemeinsam mit den Angehörigen und den Betroffenen zu teilen und auszuhalten. (Leu B. 2019, S. 40)

Was Sie aus diesem *essential* mitnehmen können

- Anregungen für eine ressourcenorientierte Angehörigenarbeit im Rahmen der palliativ-logopädischen Therapie
- Ein Gespür für Krisen und Erkennen von Resilienzfaktoren
- Konflikte zu erkennen und einzuschätzen
- Den wirkungsvollen Einsatz der Umfeldanalyse, um Unterstützungspotenziale zu entdecken
- Eine verständnisbasierte Haltung, wie man mit zutiefst menschlichen Themen im Rahmen der Angehörigenarbeit umgehen und Angebote gemeinsam entwickeln kann.

Anhang

Umfeldanalyse

Kernfragen:

- Wer gehört zum nahen, wer zum erweiterten Umfeld?
- Wer sollte zum nahen, wer zum erweiterten Umfeld gehören?
- Wer fehlt?
- Wer/Was unterstützt? (Ressourcen)
- Wer/Was unterstützt nicht? (Hemmnisse)
- Rahmenbedingen: Wohnsituation, Kranken-/Pflegekasse, eigene Berufstätigkeit, etc.

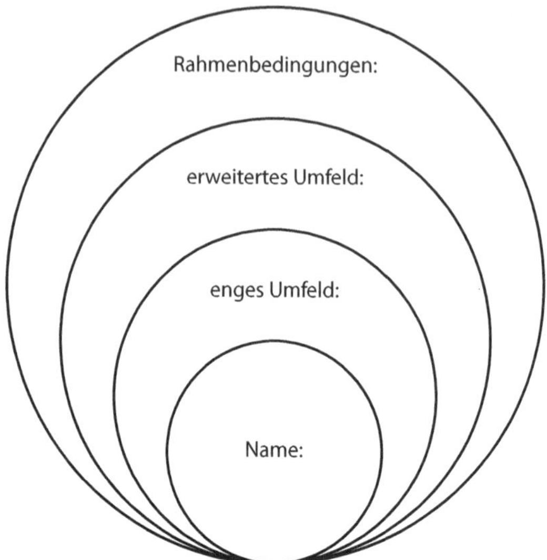

Rahmenbedingungen:
erweitertes Umfeld:
enges Umfeld:
Name:

Belastung – Entlastungswaage

Kernfragen:

- Wer oder Was belastet?
- Wer oder Was entlastet?
- Welche Entlastungsmaßnahmen braucht es **aktuell** (mittel-, langfristig)?

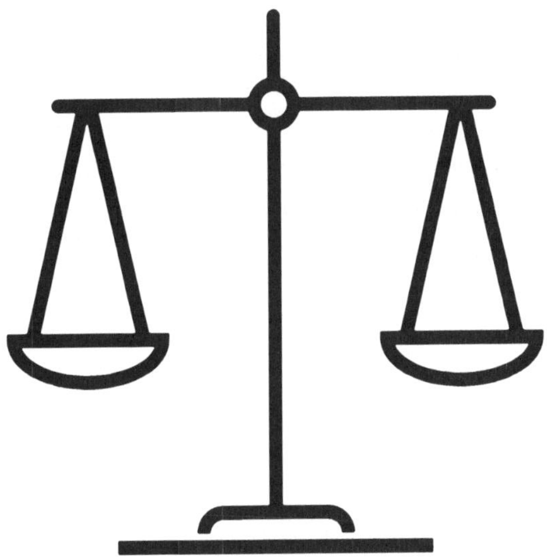

SUD Skala (Subjective Units of Disturbance – subjektive Grad der Belastung)

0 bedeutet keine Belastung, 10 höchste Belastung

1. Abfrage nach Grad der Belastung

2. Grund oder Auslöser dafür benennen

3. War der Grad schon einmal höher/niedriger? Nachfragen, was die Veränderung ausgemacht hat.

4. Haben Sie/hast Du eine Idee, wie Zustand besser werden kann? (paradoxe Nachfrage: geht es noch höher?): Intervention zeigt auf, dass Situation veränderbar ist

5. Wann war es schon einmal anders? Genaue Schilderung mit allen Ressourcen!

6. Wo möchte ich auf der Skala sein?

7. Was kann mir dabei helfen? Rückgriff auf Ressourcen

8. Genaue Schilderung der Ressourcen

9. Abschließend – wie wird Grad der Belastung jetzt eingeschätzt?

10. Was ist jetzt der erste konkrete Schritt?

0   1   2   3   4   5   6   7   8   9   10

0   1   2   3   4   5   6   7   8   9   10

Literatur

Bengel, J., Strittmatter, R. & Willmann, H. (2001). Was erhält Menschen gesund? Antonovskys Modell der Salutogenese –Diskussionsstand und Stellenwert (erweiterte Aufl.). Köln: BZgA Forschung

Bengel, J. & Lyssenko, L. (2012). Resilienz und psychosoziale Schutzfaktoren im Erwachsenenalter. Köln: BZgA.

Berg P, Book K, Dinkel A, Henrich G, Marten-Mittag B, Mertens D, Ossner C, Volmer S, Herschbach P.(2011) Progredienzangst bei chronischen Erkrankungen. Psychotherapie, Psychosomatik, Medizinische Psychologie 61:32–37

Bergner, T. (2016). Burnout-Prävention. Stuttgart: Schattauer

Dankert, A. et al. (2003). Progredienzangst bei Patienten mit Tumorerkrankungen, Diabetes mellitus und entzündlich rheumatischen Erkrankungen. Rehabilitation 2003; 42: 155–163

Caplan, G. (1964). Priciples of preventive psychiatriy. New York: Basic Books

Csikszentmihalyi, M. (1995). Dem Sinn des Lebens eine Zukunft geben. Stuttgart: Klett-Cotta

Degenkolb-Weyers, S. (2016). Resilienz in therapeutischen Gesundheitsfachberufen. Wiesbaden: Springer

Fennell, PA (2003). Managing chronic illness using the four-phase treat-ment approach: a mental health professional's guide to helping chronically ill people. Wiley, New York

Filipp S.H. (1997). Kritische Lebensereignisse. München: Urban & Schwarzenberg

Filipp S.H. und P. Aymanns (2010). Kritische Lebensereignisse und Lebenskrisen. Vom Umgang mit den Schattenseiten des Lebens. Stuttgart: Kohlhammer

Foster, A.M., Armstrong, J., Buckley, A:, Sherry, J., Young, Y., Foliaki, S., Hohaia, M.J., Theadom, A. & McPherson, K.M. (2012). Encouraging family engagement in the rehabilitation process: a rehabilitation provider's development of support strategies forfamily members of people with traumatic brain injury. Disability & Rehabilitation; 34(22): 1855–1862

Glasl, F (1980). Konfliktmanagement: Diagnose Und Behandlung Von Konflikten in Organisationen. Stuttgart: Freies Geistesleben

Glasl, F. (2015). Selbsthilfe in Konflikten. Stuttgart: Freies Geistesleben

Grün, H. D. (2015) Aus der Praxis für die Praxis: Logopädische Behandlung demenz-
bedingter Sprachstörungen. Sprachtherapie aktuell: Schwerpunktthema: Aus der Praxis
für die Praxis 2

Guilford, J.P. (1946). New standards for test evaluation. Educational and Psychological
Measurement, 6, 427–438.

GKV_S (2011). Kompetenzförderung von pflegenden Angehörigen und Patienten. Schrif-
tenreihe Modellprogramm zur Weiterentwicklung der Pflegeversicherung. Band 7

Göth, M. et al (2018). Familie und soziales Umfeld. In: Susanne Kränzle et al. (Hrsg.)
Palliative Care. S. 37–45. Wiesbaden:Springer

Hafen, M. (2014). Resilienz aus präventionstheoretischer Perspektive. In: Prävention 01:
2–7

Haley, J. (2010). Die Psychotherapie Milton H. Eriksons. Stuttgart: Klett-Cotta Verlag

Kluge, A. (2004). Resilienzforschung. Aktueller Forschungsstand. EU Projekt. Arbeitsfä-
higkeit erhalten

Kristjanson LJ und S.Aoun (2004). Palliative care for families: remembering the hid-
den patients. *Can J Psychiatry* 49(6):359–365. doi:https://dx.doi.org/10.1177/070674
370404900604

Lezak, M.D. (1986). Psychological Implications of traumatic brain damage for the patient's
family. Rehabilitation Psychology, 31, 241–250

Lange, K (2018). Schulung und Empowerment. In: Hamann A,Kleinwechter H, Martin S,
Stumvoll M (Hrsg) Handbuch Diabetologie med publico, S 94–126

Lazarus, RS und S.Folkmann (1984). Stress, appraisal, and coping. Springer: New York

Längle, A. (2011). Angst als Symptom einer inneren Entfremdung. Selbstfindung anhand
der Personalen Positionsfindung. Existenzanalyse 28(1), 33–36

Leu, B. (2019). Angst, Verlust, Trauer und die Frage nach dem Sinn. Wiesbaden: Springer

Lipchik, E. (2011). Von der Notwendigkeit, zwei Hüte zu tragen. Heidelberg: Carl-Auer
Verlag

Randall, F. und R.S. Downie (2014). Philosophie der Palliative Care. Bern: Huber

Röttger, K. (2003). Psychosoziale Onkologie für Pflegende. Hannover: Schlütersche

Rüegg, R. und J. Steiner (2020). Dysphagie – Logopädische Kompetenz für die Pflege.
In: Forum Logopädie Jg. 34 (5). S. 30–34

Schein, E. (2019). Prozess und Philosophie des Helfens. Köln: EHP

Schlieper-Damrich, R. & Netzwerk Coach Pro (2013). Krisencoaching. Bonn: managerSe-
minare Verlags GmbH

Schlieper-Damrich, R. et al. (2011): Wertecoaching in Krisen. Bonn: MangerSeminare
Verlags GmbH

Short, D. und C.Weinspach (2017). Hoffnung und Resilienz. Heidelberg: Carl-Auer Verlag

Stenzel N, Rief W, Kühl K, Pinzer S, Kenn K. (2012). Progredienzangst und End-Of-Life-
Ängste bei COPD-Patienten. Pneumologie 66:111–118

Sonnenmoser, M. (2006). Worin unterscheiden sich Resilienz, Selbstwirksamkeit oder
Hardiness? In: Personalführung 4: 49–55

Waadt S, Duran G, Berg P, Herschbach P (2011). Progredienzangst. Manual zur
Behandlung von Zukunftsängsten bei chronisch Kranken. Stuttgart: Schattauer

Winterholler, C. (2020). Palliative Logopädie. Ethik, Beratung und Selbstfürsorge. Band
2. Springer: Wiesbaden

Winterholler, C. (2020). Palliative Logopädie. Einführung in das Konzept der Palliativen Logopädie. Band 1. Springer: Wiesbaden

Wellensiek, S. K. (2011). Handbuch Resilienz Training. Weinheim/Basel: Beltz

Wolpe, J. (1958). Psychotherapy by Reciprocal Inhibition. California: Stanford University Press, 53–62

Wolpe, J. (1969). The Practice of Behavior Therapy. London: Pergamon Press.

Znoj, H. (2004). Komplizierte Trauer. Fortschritte der Psychotherapie Göttingen: Hogrefe

Internetquellen

www.apa.org

https://www.krebshilfe.de/infomaterial/Blaue_Ratgeber/Hilfen-fuer-Angehoerige_BlaueR atgeber_DeutscheKrebshilfe.pdf (Abruf 28.8.20)

Leitlinienprogramm Onkologie (2014) (Deutsche Krebsgesellschaft,Deutsche Krebshilfe, AWMF): Psychoonkologische Diagnostik,Beratung und Behandlung von erwachsenen Krebspatienten, Lang-version 1.1, AWMF-Registernummer: 032/051OL.https://leitlinie nprogramm-onkologie.de/Leitlinien (Abruf 28.8.20)

https://www.dgpalliativmedizin.de/images/stories/Genogrammanleitung_DGP.pdf   (Abruf 28.8.20)

https://www.dgpalliativmedizin.de/images/stories/WHO_Definition_2002_Palliative_Care_ englisch-deutsch.pdf (28.8.20)

https://www.leitlinienprogramm-onkologie.de/fileadmin/user_upload/Downloads/Leitli nien/Palliativmedizin/Version_2/LL_Palliativmedizin_2.1_Langversion.pdf (28.8.20)

www.spektrum.de/lexikon/neurowissenschaft/ (Abruf am 28.8.20)

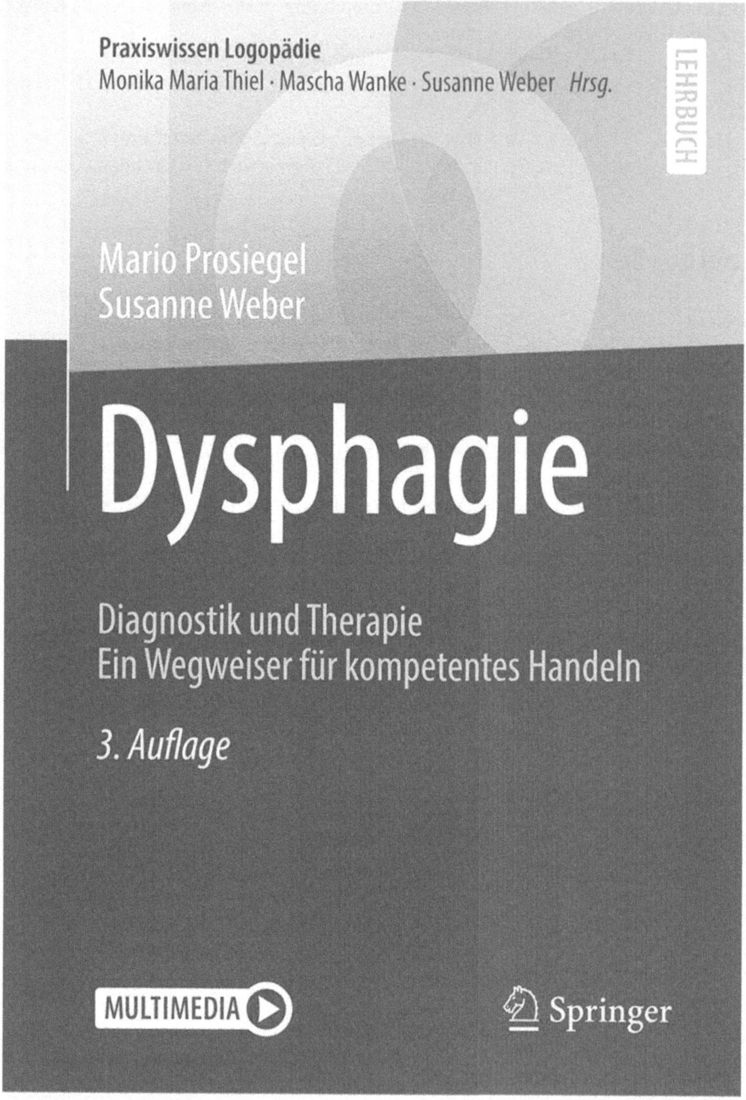